医"食"无忧，护佑健康
食管癌全程健康管理新媒体科普

名誉主编 范先群
主　　审 侯旭敏
主　　编 刘晓芯

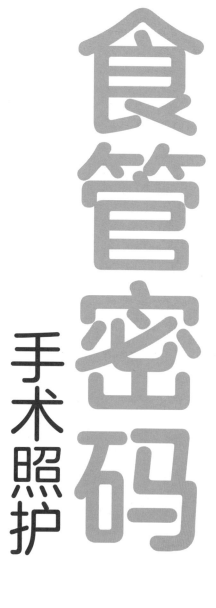

食管密码

手术照护

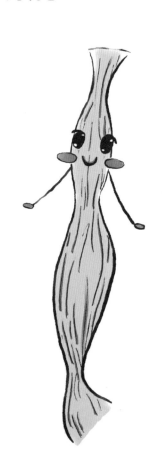

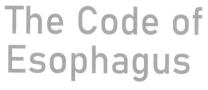

The Code of
Esophagus

Surgical Care

U0270180

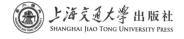

上海交通大学出版社
SHANGHAI JIAO TONG UNIVERSITY PRESS

内容简介

本书聚焦食管疾病的手术照护，分为术前、术中、术后和辅助治疗四个篇章，收集临床中患者及家属提出的 50 个常见问题，包含食管疾病的检查、诊断、手术治疗、中医中药治疗、新辅助放化疗、机器人手术治疗、快速康复护理、术前及居家营养支持等方面。以漫画结合问答的形式，设计了食姑娘、李医生、石护士、唐先生和唐太太等生动的人物形象，为您解读食管密码。

全周期、全方位的精心照护，能提高食管疾病患者的治疗效果，促进患者尽早康复。希望本书能让大家对食管疾病全程照护多一些了解，少一些困惑。

图书在版编目（CIP）数据

食管密码：手术照护 / 刘晓芯主编. —上海：上海交通大学出版社，2023.9

ISBN 978-7-313-28976-6

Ⅰ.①食… Ⅱ.①刘… Ⅲ.①食管癌–外科手术–护理 Ⅳ.①R473.73

中国国家版本馆CIP数据核字（2023）第114175号

食管密码：手术照护
SHIGUAN MIMA: SHOUSHU ZHAOHU

主　　编：刘晓芯

出版发行：上海交通大学出版社　　　　地　　址：上海市番禺路951号

邮政编码：200030　　　　　　　　　　电　　话：021-64071208

印　　制：上海景条印刷有限公司　　　　经　　销：全国新华书店

开　　本：710mm×1000mm　1/16　　　印　　张：15

字　　数：140千字

版　　次：2023年9月第1版　　　　　　印　　次：2023年9月第1次印刷

书　　号：ISBN 978-7-313-28976-6

定　　价：68.80元

编委会

序

　　食管疾病包括食管畸形、炎症和肿瘤等，患者患病后可能会影响进食甚至危及生命。由于该病的科普读物较少，很多患者往往生病而不自知，常因未能及时诊治而贻误治疗时机。为此，刘晓芯主任用专业的疾病知识和丰富的临床经验，带给大家这本科学、严谨而又通俗易懂的食管疾病科普读物，用以提高公众对食管疾病的认识，这项工作对促进患者早发现早诊断早治疗、降低致死率、提高生活质量是至关重要的。

　　上海交通大学医学院附属胸科医院素以食管疾病的诊疗经验丰富而著称，作为全国首家达芬奇机器人食管手术突破千例的临床诊疗中心，依托上海首家实体化"食管肿瘤整合病房"，一直致力于将多学科联合诊疗模式做深做细，为食管疾病患者建立"一站式"的多学科诊疗中心。刘晓芯主任正是依托上海交通大学医学院附属胸科医院在食管专科领域的独特优势，充分发挥团队的力量，编成《食管密码：手术照护》这本书，这样既是在响应《"健康中国 2030"规划纲要》的政策号召，积极普及全民健康理念，也是在充分利用专长，为人民健康谋福祉。

非常高兴看到上海交通大学医学院的护理人员在科普工作上取得的骄人成绩，她们以有温度的临床护理工作和有深度的护理科普创新为目标，将自己的专业知识与人民健康紧密结合，对接国家需求，锐意进取，趁势而上，做有情怀、有担当、有内涵、有温度的护理工作，持续加强护理学科建设，促进专业高质量发展。

本书深入浅出、通俗易懂，以漫画形象为基础，对食管疾病相关知识进行大众喜闻乐见的科普宣教，希望能使更多的老百姓受益。也期待更多由护理学科推动的医学科普书籍问世，为助力健康中国建设而努力奋斗。

中国工程院院士

上海交通大学副校长

上海交通大学医学院院长

2023 年于上海

前　　言

食管是人体消化道的重要组成部分，它上连咽喉，下接胃部，中间毗邻气管。所谓"民以食为天"，有一个健康的食管，你才能尽情享受珍馐美味。食管身材纤细，有三处狭窄，神似婀娜多姿的姑娘。然而，这三个狭窄纤细之处恰是食管内异物滞留和恶性肿瘤的好发部位。

如今健康问题需要改变观念，大众不能等到有病痛了才重视或就医，而要从观念上"纠偏"：疾病不再是"病痛"，要纠错于"萌芽"之中。食管癌的发病率和病死率在所有恶性肿瘤中位居前列，全世界一半以上的新发食管癌患者在中国。因此，向中国居民普及食管疾病的知识至关重要。

上海交通大学医学院附属胸科医院医护团队本着多学科、全方面、多频次地与大众交流的理念，依托沪上首家实体化"食管肿瘤整合病房"，将多学科联合诊疗模式做深做细，在病区宣传栏、微信公众号科普推送的基础上，定期举行科普进社区知识讲座及心理沙龙活动。为了让更多人获益，我们推出了《食管密码：手术照护》这本书，聚焦食管疾病的手术照护，包含术前、术中、术后和辅助治疗四个篇章，从食管疾病的检查、诊断、手术治疗、中医中药治疗、新辅助放化疗、机器人手术治疗、快速康复护理、术前及居家营养支持等方面向大众答疑解惑，揭秘食管疾病你不知道的那些事……

该书以彩绘漫画为主，采用医护患对话、图文并茂的形式，结合临床实际，深入浅出，力求将晦涩难懂的医学知识以风趣生动的形式表达出来，便于广大读者理解和掌握。愿您在阅读之余有所收获。

刘晓芯

2023 年 6 月

人物介绍

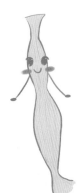

食姑娘：

拟人化食管，用于自述

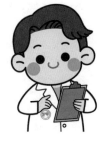

李医生：

男，食管外科医生

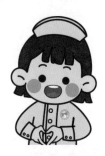

石护士：

女，食管外科护士

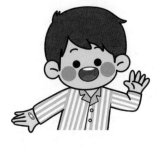

唐先生：

男，诊断为食管癌，拟接受手术治疗

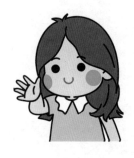

唐太太：

女，唐先生家属

目　录

术　前　篇

术　中　篇

术　后　篇

辅助治疗篇

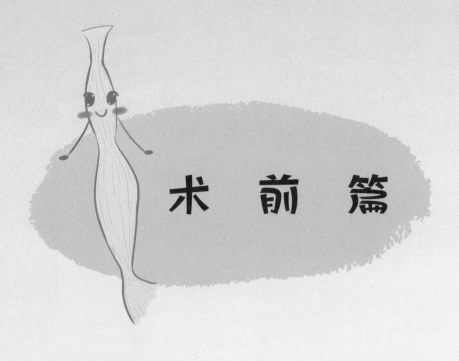

术 前 篇

小食姑娘自传——揭秘食管解剖

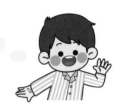

食管长在胸腔里面，平时也看不见它到底长什么样呢？

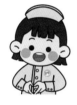

食管解剖来了解：三个段来三狭窄，组织结构分三层，上到颈部下至腹。下面有请小食姑娘来做下自我介绍吧!

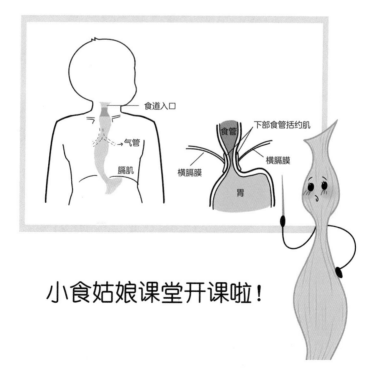

小食姑娘课堂开课啦!

我，食管，人称"小食姑娘"，位于消化道的最上部，也是消化道各部中最为狭窄的部分。我是很有弹性的肌肉姑娘，全身都是肌性管腔。平时我前胸贴后壁，苗条得很。当主人吞咽东西时，我通过蠕动身躯，帮主人将咽下的食物运送到胃。

我的身高(长度)因人而异，主人身高、年龄、性别不同，我的身高可能也不一样，一般为25 cm。我的身材凹凸有致，全长轻度弯曲，大家习惯把我分为三段——颈段、胸段和腹段。胸段较长，又分为胸上段、胸中段和胸下段。有的医生习惯将我的颈段划分到胸上段，把腹段食管划分到胸下段。在这三段里，胸中段是食管癌发病的主要区域，其次是胸下段，胸上段最少。

我的好身材还源于三个生理狭窄，第一狭窄位于食管的起始部，距中切牙约15 cm；第二狭窄位于食管与左支气管交叉处，距中切牙约25 cm；第三狭窄位于食管经膈处距中切牙约40 cm。食管的这三个狭窄，也是异物滞留和食管癌的好发部位。

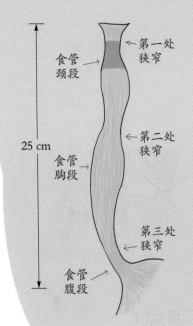

25 cm

食管颈段

第一处狭窄

食管胸段

第二处狭窄

第三处狭窄

食管腹段

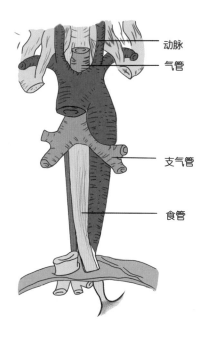

动脉
气管
支气管
食管

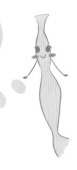

大家这下认识我了吧！了解了我的解剖样貌和食管癌的好发部位，是不是感觉不可怕了呢！食管癌要早诊断、早干预、早治疗。得了食管癌其实并不可怕，患者无须过度焦虑，通过与医护团队共同努力，是可以战胜病魔的！

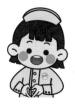

小食姑娘说得太对了！我们要避免未知带来的紧张焦虑情绪，理智看待问题，尽量保持镇定，共同战胜疾病！

02 食管癌患者可能需要接受哪些检查

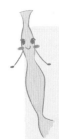

小食姑娘在健康与生病时会有些许不同，医生可通过一系列检查与诊断方式找到这些不同，那么医生是怎样找到这些不同的呢？

下面，我们就通过患者唐先生的一系列诊治经过向大家做出说明。

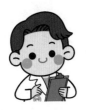

唐先生，您刚刚说的我都了解了。我会安排您做一些检查，检查结果可以帮助我进一步了解您的疾病情况。

麻烦您讲讲像我这种情况一般都需要做哪些检查。

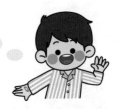

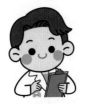

一般会做钡餐、食管镜、CT、PET-CT等检查。

李医生，钡餐是
什么呀？

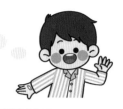

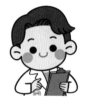

　　食管造影的全称是食管吞钡双重对比造影。与拍X线片类似，患者喝下钡餐后（钡类不会对身体健康造成影响），通过透视观察钡餐经过食管时是否顺利，有无狭窄、梗阻、龛影等异常。但是单纯做钡餐是没有办法确诊食管癌的。

哦，这样子啊。那如果要确诊是否患有食管癌该做什么检查呢？

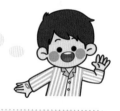

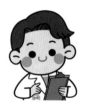

　　确诊是否患有食管癌需要通过食管镜取疑似病变的组织进行活检。食管镜是一种内镜检查，是将镜头直接放到食管内进行观察。通过内镜检查我们可以观察食管黏膜的状态，用染色剂区分肿瘤和正常组织，取下病变组织进行活检，以判断癌症的类型、病变的范围等。

还有别的检查吗？

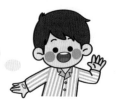

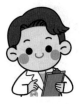

胸、腹部 CT 也比较常见，这个检查主要是方便对病灶进行定性和定位。还有 PET-CT 对判断肿瘤远处转移很有帮助。

PET-CT？这个和 CT 有什么不同吗？

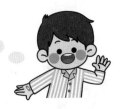

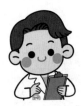

PET-CT 全称为正电子发射计算机断层显像，是将 PET（正电子发射断层扫描仪）与 CT 融为一体，由 PET 提供病灶详尽的功能与代谢等分子信息，而 CT 提供病灶的精确解剖定位，一次显像可获得全身各方位的断层图像，具有灵敏、准确、特异及定位精确等特点，可一目了然地了解身体的整体状况，达到早期发现病灶和诊断疾病的目的。

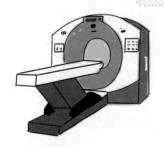

这么多检查我都要做吗？

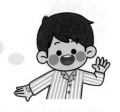

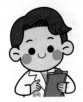

不需要都做的，我会根据您的情况进行选择。

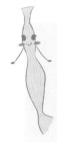

03 如何确诊食管癌

要确诊食管癌主要根据以下两点：患者的体征和症状、相关检查结果。前面我和李医生已经为大家介绍了食管癌的一些知识和需要做的检查，大家还记得吗？让我们一起来回顾一下吧！

唐先生，您的检查结果出来了。

李医生，我真的得了食管癌吗？没关系，请您告诉我实话。

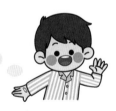

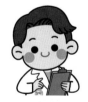

您先平复下情绪。根据您之前描述的症状，结合上次所有的检查结果，确实是食管肿瘤。

唉，这可怎么办，怎么办啊？！

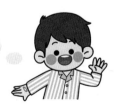

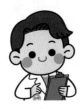

现在食管癌的治疗方式多种多样，您一定要打起精神，作为医务人员，我们也会和您一起与疾病战斗的！

唐先生、医护人员一起与食管癌作斗争的故事还在继续，后续治疗中又发生了怎样的故事呢？请听下回分解。

知识点小回顾

（1）食管癌患者的症状和体征。

①早期：在吞咽粗硬食物时可能偶有不适，包括哽噎感、烧心（胸骨后烧灼感）、针刺样或牵拉摩擦样疼痛。食物吞咽后有下降缓慢或停滞感、异物感。但是早期的梗噎、停滞感一般通过饮水可以缓解或消失。

②中晚期：随着病情进展，吞咽困难会越来越严重，患者逐渐无法进食米饭、馒头，只能喝粥或者喝汤，最后会连喝水都觉得困难。总体来说，进行性吞咽困难是中晚期食管癌的典型症状。

（2）相关检查结果。

上一节中我们提到了食管癌患者需要做的相关检查，内镜组织活检可以帮助确诊食管癌及其类型。同时我们也可以通过内镜检查评估病变范围、分期以及浸润深度。

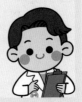

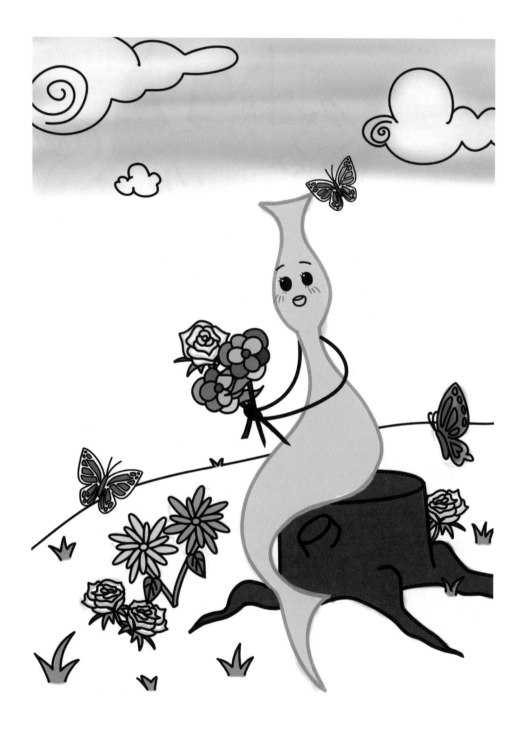

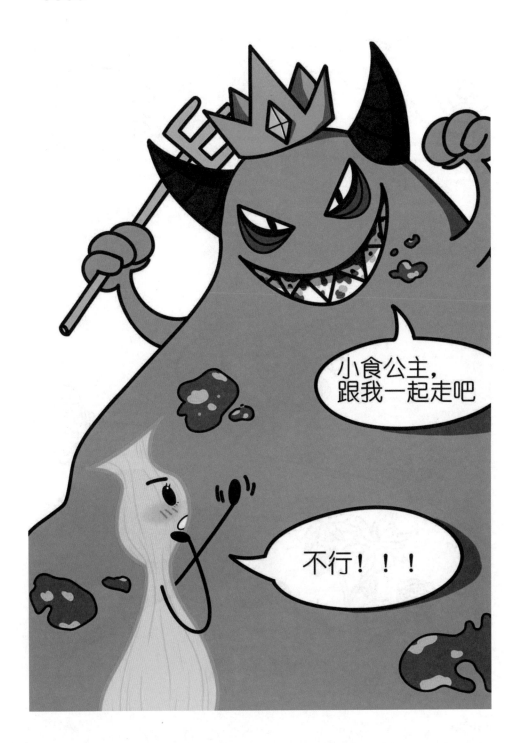

食管手术术前评估

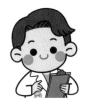

　　唐先生，您现在已经入院治疗，相信已经有了做手术的心理准备，我现在要评估一下您的整体状况，麻烦您先叙述一下患病经过。

　　好的医生。我是半年前吃东西开始有哽噎感的，当时没在意，近几日情况越来越差，只能吃软的或汤汤水水的东西，而且体重也明显减轻了，人很容易累，有时候还会觉得胸闷、气急。

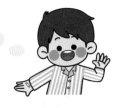

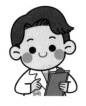

　　嗯，好的，我再看看您的检查报告哦。您做了胸部 CT、B 超、PET-CT、食管超声内镜，从报告看，您的肿瘤在食管中段，我们必须通过手术把肿瘤切除。您以前做过手术吗？

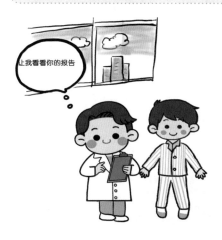

让我看看你的报告

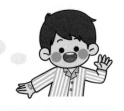

没有。

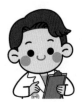

哦，那您有其他心血管疾病吗？比如高血压、心脏病，心律失常等。因为食管手术对心脏功能的要求比较高，手术后的低氧、液体负荷加重、疼痛、心律失常等都会影响心脏功能，所以在手术前必须对您的循环系统功能有一个全面的了解。

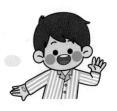

我有高血压，但一直在吃药控制。

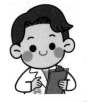

吃了药平时血压一般能维持在什么水平？

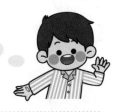

收缩压大概 150 ～ 160 mmHg，舒张压大概 90 ～ 100 mmHg。

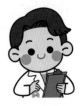

哦，好的，我之后会再安排您做一个心电图检查。您的肺功能报告我看过了，大致正常。您平时抽烟吗？食管手术必须戒烟两周，这有助于恢复支气管上皮细胞纤毛的运输功能，有利于术后排痰。

哦，我已经戒烟两个月了。

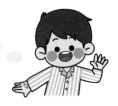

那就好。我看了一下您的各项血液指标，血常规、凝血常规都在正常范围，但肝功能有点异常，您以前得过什么肝病吗？

我有乙肝。

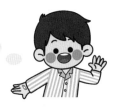

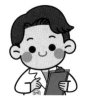

那这两天我会安排您做一些保肝治疗，因为手术创伤可能会加重肝损伤，产生排毒和代谢障碍。您还有其他疾病吗？

医生，我还有糖尿病，但血糖不是特别高，平时不吃药的。

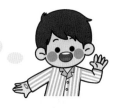

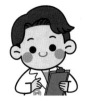

哦，那要测一下血糖，如果高的话必须接受药物治疗，适当控制好血糖，正常成人空腹血糖为 $3.9 \sim 6.1$ mmol/L，餐后血糖 ≤ 7.8 mmol/L，尿酮阴性，不然术后容易并发感染，伤口不易愈合，还可能导致酸碱失衡。

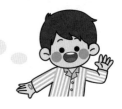

这么严重啊，早知道就早点吃降糖药了。

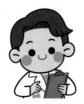

没事，现在控制也来得及。另外，您的营养状态不是很好，蛋白低，人也消瘦，这样会导致您手术的耐受性太差。我会帮您安排补充营养。

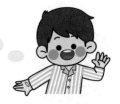

好的。医生，我感觉我的问题还是很多呀，我这手术风险是不是很大？我现在很怕，晚上都睡不着觉。

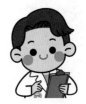

您也不要太担心，您这样的情况很常见，所有的治疗我们都会跟您沟通，征询您的意见，您有任何需要也可以直接跟我们讲，只要您积极配合我们，相信一定能顺利渡过本次难关。

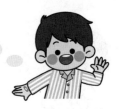

好的医生，我一定好好配合，那就麻烦你们了。

术前焦虑不必愁，医护一起来解忧

食管外科某间病房里传来一声叹息声……

唐先生：哎，过几天马上就要做食管癌的手术了，不知道做完结果好不好，老伴啊，你说我术后会不会康复呀？

唐太太：你呀，就别多想啦，不放心的话我们再找医生、护士来咨询一下。

李医生啊，这个手术对我以后的生活影响大不大呀，术后会恢复好吗？

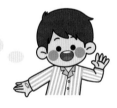

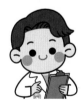

唐先生，食管癌手术期限马上要到了，你不要有太大压力，要放松心情。我们做这个手术的目的就是要把食管上的肿瘤切除下来，避免肿瘤进一步扩大或者向周围组织转移，术后要结合具体情况慢慢恢复，你不要过于担心，要对自己有信心。

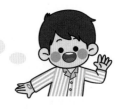

好的，我没有做过这么大的手术，我害怕疼痛，也担心手术会失败。

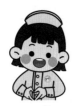

唐先生，手术是治疗的有效手段，如果不手术的话，危害性会更大。手术时选择合理的麻醉方式，是完全可以做到没有感觉的，而且是安全的。进行手术的医生技术熟练，对每位患者都是高度负责的，你不要过于紧张了。

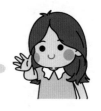

小石护士，我看老唐总是担心这个担心那个，您有什么办法可以让他缓解一下焦虑呀？

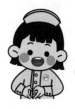

唐太太您不要着急，你们的心情我都理解，你要经常陪陪唐先生，满足他的各种需要，你也要经常鼓励他往好的方向想。如果唐先生觉得住院期间太无趣，可以让他培养一些兴趣爱好，比如看书、听音乐等，转移一下注意力，把注意力从自己的消极情绪转移到其他方面上去，不要让他有太多的时间去想患癌的事情。也可以组织其他家属朋友来关心一下，给唐先生更多的关爱和抚慰。

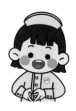

另外，我们病房里还有很多已经完成手术的病友，现在在康复期，也可以多跟他们交流一下心得，让唐先生增加对疾病治疗的信心和勇气，提高自己对手术的适应力。

好的，那我们手术前还需要做什么准备呀？

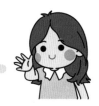

我们手术前至少两周要戒酒、戒烟，做有效的呼吸功能训练，一般患者手术前可进食高热量、高蛋白、高维生素的饮食，对于严重吞咽困难者，需进食流质饮食。同时要保持口腔的清洁卫生，指导唐先生平卧和半卧位排尿，避免术后尿潴留。我们做手术前一晚还需要清洁灌肠一次，防止术后长期卧床而腹胀。手术当天早晨需要放置胃管。

对于唐先生目前的心理状态，我们需要共同配合，让唐先生以最佳心理状态接受手术治疗，顺利渡过手术难关，术后恢复顺利。

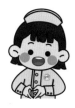

嗯嗯，好的，我会多鼓励老唐的，让他和手术后那些病友多交流，多给他点信心，不要那么焦虑，也会让他好好配合后续治疗的。

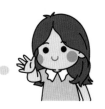

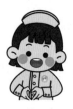

好的，唐太太，我也会经常来巡视病房，与唐先生多沟通的，如果有任何有关病情的问题可以随时来问我，在住院期间有任何的需要也可以来问我。

好的，谢谢小石护士！

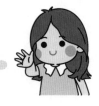

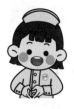

不客气！唐太太。

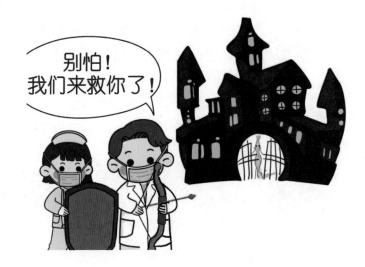

别怕！
我们来救你了！

06 提前知晓食管癌术前准备，远离抑郁

在住院几天后，唐先生完成了李医生安排的各项检查。李医生仔细查看唐先生的检查结果，认为唐先生具备手术指征，准备第 2 天手术了。唐太太和唐先生听说明天要手术了，既高兴又担忧。做好手术就能缓解疾病给唐先生带来的痛苦，提高唐先生的生命质量，但是唐先生和唐太太对手术之前需要准备什么一无所知，他们陷入抑郁状态……

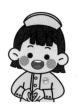

唐先生，您好！李医生已经为您安排了明天的手术。在手术之前，我想让您了解一些需要注意的事项，现在开始可以吗？

小石护士，刚才李医生已经跟我们讲解了明天手术的注意事项，但我和老唐还是有点不知所措，谢谢您给我们提供帮助。

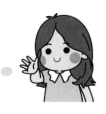

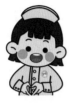

唐先生、唐太太，不要过度担心和焦虑，食管癌手术是一项经过长期实践和研究的成熟手术，李医生会向你们详细介绍手术方案、手术过程以及可能出现的问题。了解越多，越能够应对手术中可能出现的情况。如果您有任何疑问或不明白的地方，可以向李医生提出，他会给您解答。

小石护士，我和我先生现在很焦虑，也有点害怕，脑子里一片空白。

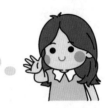

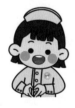

唐太太，我理解您现在的感受，非常感谢您和我分享。事实上，许多患者都能够顺利战胜疾病，恢复健康。隔壁床的老张和小夏就是很好的例子。所以，我们一定要有信心，一起面对手术和治疗，积极配合医生的治疗方案，一起战胜它！

小石，谢谢你。明天就要手术了，我现在还需要做些什么吗？

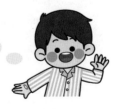

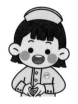

没错，明天就要手术了。让我们再来看看一些术前准备的重点。唐先生，您现在还抽烟吗？

没有了，住院前李医生就让我戒烟了。

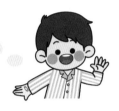

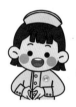

对的，戒烟不能"摆烂"！术前两周必须戒烟，还要学会有效咳嗽、腹式呼吸、缩唇呼吸等，"术前学会，术后不累"。

好的，那我什么时候可以洗澡呢？还能刷牙吗？

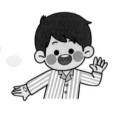

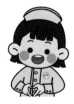

今晚您可以洗头、洗澡，修剪指甲。以后早晚要刷牙，饭后漱口，必要的话，还要使用漱口液来漱口。这些"卫生小贴士"对您术后康复都很有帮助。手术前，需要您像参加考试一样"备战"。中午吃半流质，晚上吃流质，晚上10:00后就不能吃东西，也不能喝水了。

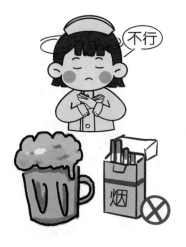 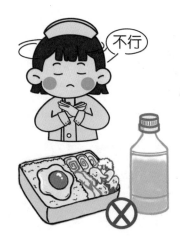

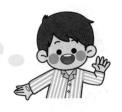

谢谢您，小石护士，您这么一说我就明白了！那我们明天什么时候手术呀？手术前还要注意些什么？

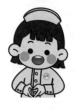

您明天早上醒来后需要注意几件事情：早上起来后更换病衣裤，不穿内衣裤，上衣反穿。此外，还需要取下手表、戒指等所有装饰物及金属物品，如果有活动性义齿，也需要提前取下并交由家属保管。请您一定要牢记哈！

上衣反穿

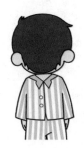 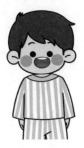

好的，这些事情都非常重要，我会认真记住的，谢谢您的提醒。

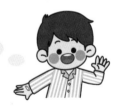

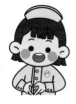

好的，还有一些是需要准备的必备物品，比如毛巾、面盆、牙刷牙膏等，稍后我会给您一张物品清单，请您提前准备妥当，便于术后使用。

好的，小石护士，我们会提前准备好这些东西的！这些事项我们会一步一步按照您说的去做的！

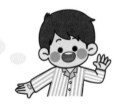

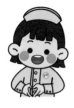

不用客气，这是我的职责。如果您还有其他问题，可以随时问我。祝您手术顺利，早日康复！

……未完待续……且听下回分解……

知识点小回顾

　　做好术前准备非常重要，除了要提前准备好手术所需物品，术日早晨需要及时按照要求更换病衣裤，还需要取下手表、戒指等装饰物及金属物品，如果有活动性义齿，也需要提前取下并交由家属保管。

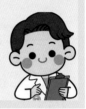

手术前能不能吃小饼干

　　"石护士，明天老唐就要做手术了，等待手术的时候我真怕老唐会饿着，他饿了的时候能吃块小饼干吗？"唐太太和唐先生一脸疑惑，拿出手中的小饼干询问石护士。"唐先生您别急，食管手术前胃肠道的准备是有大学问的，让我来给您详细解说一下吧"。见此，石护士热情地向老唐进行食管术前胃肠道准备的科普与宣教……

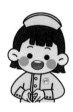

　　食管癌是我国常见的消化道恶性肿瘤，手术切除是该疾病的首选治疗方法。一套完善的术前胃肠道准备不仅能减少患者的术后并发症，更能为患者的术后恢复打下坚实的基础。

　　那麻烦石护士快和我们说一说吧。

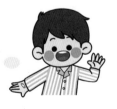

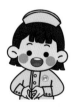

　　食管手术前，患者的胃肠道准备按手术需要主要有两种：一种是非结肠代食管术；一种是结肠代食管术。

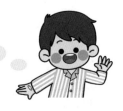

请问非结肠代食管术前
要注意些什么呢？

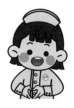

非结肠代食管术患者，在手术前一天中午
需要吃比较稀软、容易咀嚼、易消化的半流
质饮食，例如鸡蛋羹、碎菜肉末粥等。

术前一天的晚饭内容为流质饮食，例如藕粉、牛奶等液体状
食物。

（非结肠代食管）术前一天中午

鸡蛋羹　　　碎菜肉末粥

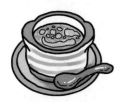
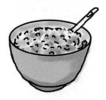

术前一天晚上
牛奶　　　　　藕粉

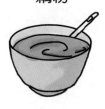

噢！原来手术前一天中午和晚上的饮食不一样，是有讲究的。中午是半流质，晚上是流质。

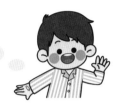

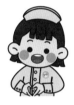

是的，除此之外还要牢记，手术前一天22:00以后不再吃任何食物，也不能喝水了。这一点非常重要！

好的，石护士，我会牢记这一点的。

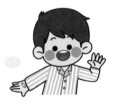

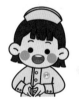

到了手术当天，我们还会给患者留置一根胃管。

什么？术前就要放管子？这是为什么？

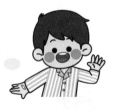

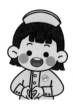

术前放置胃管是为了降低食管癌患者术后胃肠道的压力和膨胀程度，促进吻合口的愈合，防止吻合口瘘的发生。您放心，我们会动作轻柔，尽量减轻您的不适感。

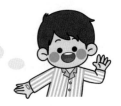

好的，石护士，那结肠代食管术前要注意些什么呢？和非结肠代食管的术前准备有什么区别？

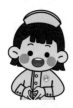

首先，饮食方面就有一定的区别。结肠代食管术前，患者应在手术前两天开始吃半流质饮食，术前一天禁食、禁水。

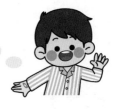

原来两种手术方式，术前的饮食准备大不一样。

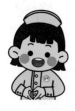

是的，除了注意饮食，我们还要做好肠道准备。首先，术前一天要遵医嘱定时、定量口服甲硝唑，预防厌氧菌感染。一般于术前一天的 13:00、15:00、17:00、19:00、21:00 分批口服甲硝唑 0.2 g。

其次，术前一天 16:00 ～ 18:30 遵医嘱口服泻剂帮助清除肠道内容物。

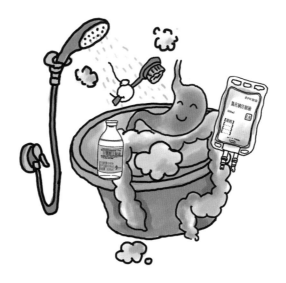

做这个手术我们需要清理肠道吗？

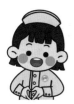

是的，结肠代食管术，肠道的清洁至关重要。一般术前一天 20:00 护士会来给你们灌肠。若用甘油制剂代替传统灌肠法，则术前一天 20:00 纳肛使用一次，术晨 6:30 使用一次。一支甘油制剂为一次的剂量，不可反复使用。

好的，石护士，我们会听您和医生的话，好好配合的。那手术当天是否也要留置胃管呢？

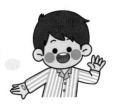

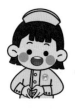

老唐你真聪明！是的，结肠代食管手术和非结肠代食管手术，在手术当天都需要留置胃管再进入手术室哦。

谢谢石护士，现在我明白了。我还是把小饼干收起来吧，看来不能吃咯。

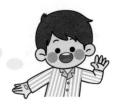

……未完待续……请听下回分解……

知识点小回顾

非结肠代食管术患者在手术前一天中餐需要吃易消化的半流质饮食，术前一天的晚餐为流质饮食，手术前一天 22:00 以后禁食禁水；结肠代食管术患者应在手术前两天开始半流质饮食，术前一天禁食禁水。

准备食管手术前的"秘密武器"

"小石护士，手术前我还需要做些什么准备吗？"唐先生准备好手术所需要的用品以后对自己还要做什么准备还有疑惑，前来询问石护士。"老唐，手术是治疗食管癌的'大招'，但是手术前自身的准备工作可不能忽视哦！术前肺功能受损是食管手术后肺部并发症的危险因素，而肺部并发症可是麻烦多多啊！不仅使住院时间延长，费用增加，最严重的是还会影响我们的生命安全！术前呼吸道准备做好了，手术后也就能顺利一些，这不是很好嘛！所以，一定要记住下面这些准备事项！"

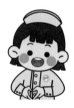
　　唐先生，我们主要从戒烟戒酒、呼吸锻炼、排痰训练、有氧运动锻炼等多个方面来进行术前自身准备。

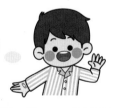
　　石护士，请问手术前一定要戒烟、戒酒吗？

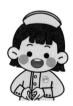
　　吸烟不仅伤害自己的身体，还可能成为手术的"拦路虎"！吸烟会收缩肺部支气管，导致气体扩散能力下降、呼吸道分泌物增加，最少在术前两周就要戒烟。

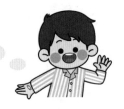

好的，谢谢石护士，你刚刚讲的术前锻炼要怎么做，能教教我吗？

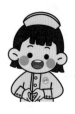

就像运动员准备比赛一样，手术前也需要进行呼吸锻炼，这样能提高呼吸肌力量和耐力，增加肺容量，而且发生肺部并发症的风险会降低50%哦！这么神奇的效果，您还不抓紧时间做起来，掌握术前的"秘密武器"！

现在我来教你一种特别实用的呼吸法，就是腹式呼吸。首先，找个舒适的位置坐下，头微抬，左手放在胸部，右手放在腹部。然后，缓慢地用鼻子深吸气，吸到不能再吸为止，再停顿一下。这时，左手应该感觉不到任何动静，而右手则会感到腹部慢慢鼓起来，变成一个"小气球"。

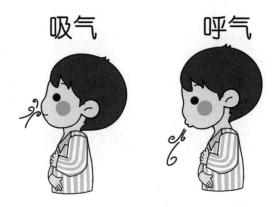

吸气　　　呼气

这个腹式呼吸好有趣，之前我呼吸的时候还没有关注过是用肚子吸气还是胸廓吸气呢。

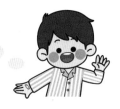

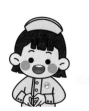

肺活量也是非常重要的，如何训练肺活量？教你一招——吹气球！首先要准备好一个气球，接着深呼吸，然后含着气球，使劲将肺里的气体吹进去，直到气球直径达到3～5厘米，保证不漏气！多练几次，每次持续3～5分钟，一天3～4次，每分钟至少5次，达标后你就是"肺活量大咖"啦！

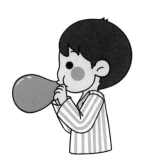

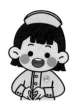

呼吸锻炼还有缩唇呼吸，不是为了吹口哨，而是为了让你的呼吸更健康！缓慢用嘴吐气，腹部自然收缩，感觉就像你在吹出你所有的烦恼一样。吸气和吐气时间比为1：2，别忘了保持呼吸频率在每分钟7～8次哦！

原来术前锻炼的内容这么多，看来我要好好学一下。

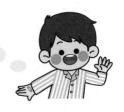

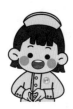

我们还可以借助呼吸器来进行锻炼，下面这个是抗阻呼吸器，吸气时它会给你点小阻力，但是呼气时就畅通无阻啦！刚开始练习的时候，只需要练习 3～5 次，慢慢地增加到 10～15 次/分，这样呼吸系统功能就越来越强大啦！

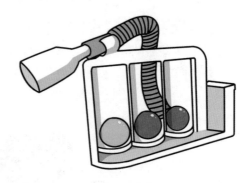

原来呼吸功能锻炼有这么多的门道，真是太谢谢您了！

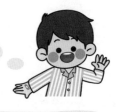

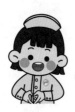

不客气的，唐先生，这都是我们应该做的。唐先生，除了刚刚提到的呼吸功能锻炼，术前还要进行排痰锻炼和有氧运动锻炼，下面我来和你讲一下详细的锻炼方法哦。

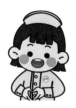

做排痰训练的时候，深吸气，短暂屏住呼吸——然后关上声门——增加腹内压——声门突然打开，就像让气球猛烈爆炸一样，肺部的高速气流能够帮助把痰液排出体外。

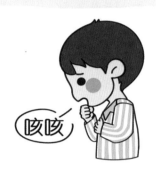

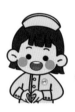

有氧运动是个好伙伴，无论是游泳、慢跑还是打太极拳都行。而且，如果你想更上一层楼，可以加上上肢辅助呼吸机群力量训练，如扩胸运动等，让你呼吸更顺畅，身体更健康！

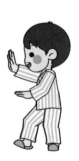
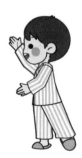
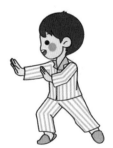

石护士，真的是太谢谢您了，教了我这么多的锻炼方法，那锻炼的时候有没有什么需要注意的地方呢？

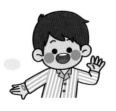

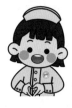

首先，不要太贪心，不要憋气过度，也不要急躁喘气，要稳定心态，慢慢来；其次，不要勉强自己，训练时间不要太长，不然容易"累趴下"；还有就是要坚持不懈，循序渐进，一步一个脚印，不求一口气全部做完；最后，要适可而止、量力而行，不要一次训练得太多，否则结果会适得其反，加重自身的病情。

好的石护士，我记住了，我一定会按照要求进行锻炼的！

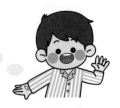

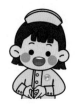

老唐加油！一定要坚持住，我们相信您一定可以的！

……未完待续……请听下回分解……

知识点小回顾

术前肺功能受损是食管术后并发症的危险因素，术前戒烟戒酒、呼吸锻炼、排痰训练、有氧运动等对提高患者术前的肺功能而言具有重要作用，患者要牢记锻炼方法及相关注意事项，为降低患者术后并发症的发生概率打下坚实基础！

食管癌手术前营养支持

唐先生入院后，石护士在询问病史时发现唐先生近两周体重下降明显，原来唐先生吃东西总感觉有点"噎"，导致食欲减退。唐先生表示："现在吃不下就吃不下不吧，等手术做完就好了。"石护士说："恶性肿瘤疾病引起的营养不良情况，与患者的生存期直接相关，很多患者的死亡都与营养不良有关。所以手术前要补充充足的营养，改善机体状态，调节免疫力。尽量恢复到生病以前的体重水平，最低要求也是维持现在的体重不再下降。"

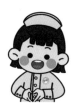

唐先生，您听我说，营养不良可能会增加手术的危险性以及并发症的发生率，从而影响手术预后，如果患者在术前就出现了严重营养不良的情况，那么推迟手术的可能性也是非常大的，所以术前营养一定要跟上。

石护士，原来术前营养支持这么重要，那我们可得重视起来。

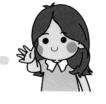

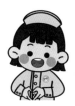

不要太焦虑，太紧张了也容易吃不下。放轻松，可以听听音乐，看看小品，平时适当地运动运动，多喝点水。

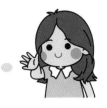

老唐真的是一口也吃不下，一是没胃口，还有就是他咽不下去呀，可真让人发愁。

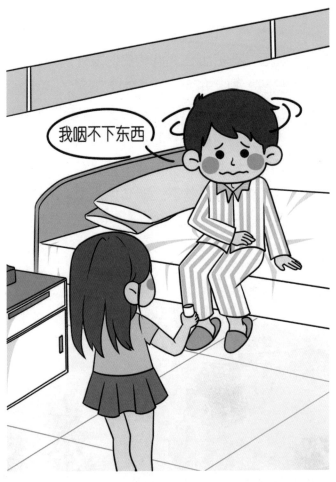

我咽不下东西

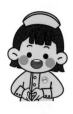

　　唐太太，这可不行，手术后多数患者会出现食欲不振、消化功能降低等情况，如果术前营养跟不上，会使营养不良的状况进一步加重。这对疾病的恢复进程是非常不利的。

石护士，有没有什么小方法或者技巧能让老唐多吃点东西呀？

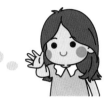

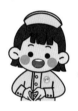

吃饭时尽量坐着，细嚼慢咽，每次一小口，方便吞咽。食物要细、软、易消化，别吃辛辣、刺激性食物，最好选择细软多汁的，为方便下咽，充分切碎食物或者将食物打碎呈液态或糊状，方便患者下咽、吸收。可以少吃多餐，定时定量进食小份额食物，每2～3小时进食一次，饭后刷牙保持口腔卫生。您也可以给老唐多翻点花样，换换口味，还可以用山楂、话梅、柠檬等开开胃。

那如果还是吃不下怎么办？

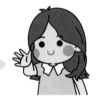

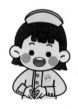

要是这样，医生会根据你情况用点"开胃药"，或者口服高能量、高蛋白的肠内营养制剂等。

除了吃饭，还有其他途径补充营养吗？

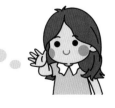

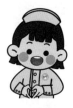

如果还是不行，医生会为你放置"营养管"在胃、十二指肠或空肠中，这种管道的留置能使营养素直接经胃肠吸收。此外，还有肠外营养补充，就是静脉输液供给营养支持，以满足人体的需要，纠正治疗前营养不良。

这我就放心了，我后面就按照您说的方法先试一下，一定要改善老唐现在这样糟糕的营养状态。

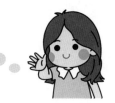

……未完待续……请听下回分解……

知识点小回顾

食管癌患者常因吞咽困难等而发生营养不良甚至恶病质。营养不良易导致患者生活质量和疗效下降、生存率低、预后差等。手术前进行合理的营养支持有助于减少食管癌患者治疗期间的不良反应，对治疗效果的提高起到了一定的帮助作用。

老唐要手术了，家属准备好了吗

　　石护士在手术前已经帮唐先生做好了术前准备，也给唐先生和唐太太讲解了一些手术之前要做好的心理准备工作，还教会了唐先生呼吸锻炼、排痰训练、有氧运动锻炼等，但是在手术前一天发现唐太太还是一脸担心，并且一直紧张地询问石护士自己所做的准备工作是否充分。基于此，石护士将唐太太请到办公室进行沟通。

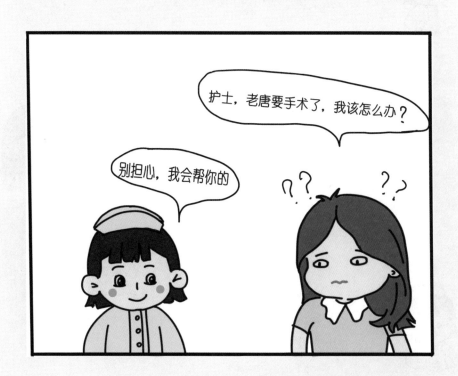

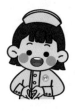

唐太太,您是有什么担心的吗?

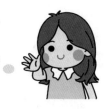

是啊,石护士,老唐马上就要手术了,我什么都不会,也不知道需要做点什么?

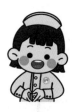

您别太紧张了,我们会指导和帮助您的,之前我们给您讲过相关注意事项和唐先生的术前锻炼方法,您配合我们就好。

石护士,我们对食管癌相关的专业知识了解非常少,我们获得疾病相关知识的途径也非常有限,不知道手术后自己能不能应付得过来。

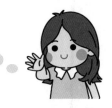

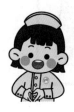

我会给您一些关于食管癌术后健康教育的资料,您可以先了解一下,资料里面有食管癌手术的相关知识,包括饮食、活动、止疼、有效咳嗽等方面的注意事项,它可以帮助您更好地照顾唐先生。

老唐手术以后身体肯定会非常虚弱，并且他本身对自己的身体状况就不是很乐观，手术之前还好，但我非常担心手术以后应付不过来。

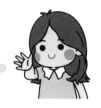

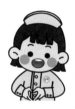

术后老唐生活自理能力严重下降，对您会很依赖，往往会持续一段时间。术后生活自理能力的下降、疼痛、不适等，容易导致老唐心理压力增大，情绪波动明显。您与老唐最亲近，他需要您的支持和鼓励，您能帮助他调节好情绪，配合我们更好地进行医疗活动。

好的石护士，我自己的心理防线也要守住，不然老唐更要心神不安了，石护士，您帮我看看现在做的准备够不够？

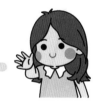

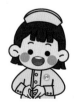

唐太太，我知道您现在心理压力很大，您看，我们有专门的评价量表可以评价家属是否做好了照顾患者的准备，这个量表的每一个条目的回答从"非常不符合"到"非常符合"分为5个等级，你可以按照您的实际准备程度进行打分，"非常不符合"得1分，"非常符合"得5分，最终得分越高，代表您准备得越充分。

患者家属准备度量表

01. 你已经做好准备去照顾患者的生理需求

A. 非常不符合　　B. 不符合　　　C. 一般

D. 比较符合　　　E. 非常符合

02. 你已经做好准备去照顾患者的情感需求

A. 非常不符合　　B. 不符合　　　C. 一般

D. 比较符合　　　E. 非常符合

03. 你已经做好准备去了解患者需求并为其
制定相关服务

A. 非常不符合　　B. 不符合　　　C. 一般

D. 比较符合　　　E. 非常符合

04. 你已经做好准备去应对照顾患者所产生
的压力

A. 非常不符合　　B. 不符合　　　C. 一般

D. 比较符合　　　E. 非常符合

05. 你已经做好准备为患者提供你们双方都
满意的照顾

A. 非常不符合　　B. 不符合　　　C. 一般

D. 比较符合　　　E. 非常符合

……
……

好的石护士，这样的话我心里也有点底，可以针对性地"查漏补缺"了。

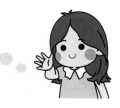

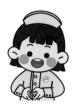

我相信通过我们的协作，能促进老唐早日康复，并且我们护士 24 小时值班，有任何问题或需要，您都可以来找我们。

……未完待续……且听下回分解……

知识点小回顾

患者家属多数缺乏专业的食管癌知识，通过对家属的照顾准备度进行客观评价，可以初步发现家属在照顾患者方面有哪些需要加强，也可以帮助护理人员进行健康教育。

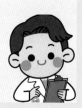

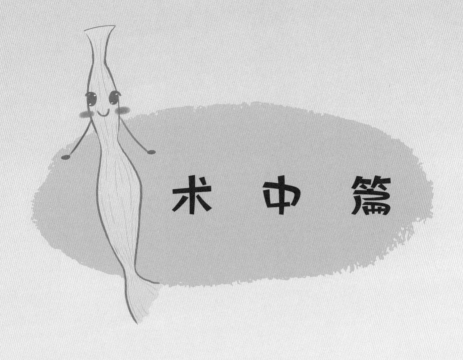

术 中 篇

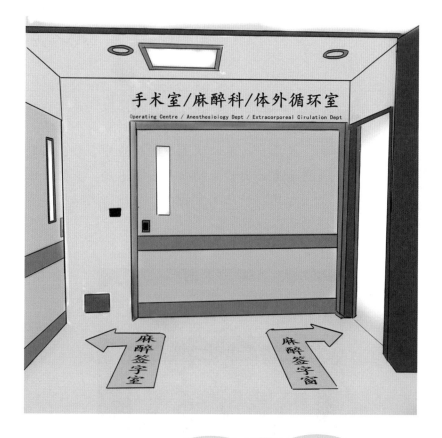

你不知道的手术流程

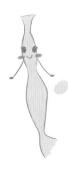

得病之后，我的主人唐先生饭也吃不下。现在检查报告出来了，李医生说要做手术把坏东西切掉，再将我重新塑形。我已经做好了所有的准备，相信一定可以战胜病魔！我的愿望是让我的主人尝遍天下美食。加油小食，我一定可以做到的！

马上就要手术了，好紧张啊，家属一般不能进手术室，大门里面神神秘秘的，手术室里到底是什么样的呢？

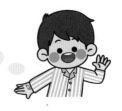

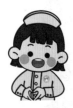

莫急莫慌莫害怕，门里究竟有什么，让我带你们瞧一瞧！一道门把现实分隔成两个世界：门内，是医护人员的认真守护和争分夺秒；门外，是患者家属的紧张担心和忐忑不安。下面就让石护士为您揭开手术室的神秘面纱，揭秘"你不知道的手术流程"。

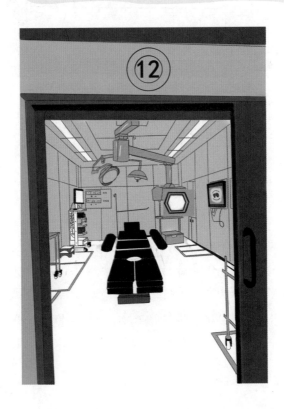

手术室里的工作人员都穿着短袖，这大冬天的不冷啊？

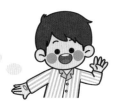

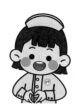

手术室是为患者提供手术和抢救的场所，是医院的重要技术部门。每个手术间均采用国际化、现代化的标准层流净化系统，温度控制在20～24℃，相对湿度保持在40%～60%，既能满足人体的舒适度，又能抑制室内微生物的生存。所以，您不用担心寒冷的问题，我们会为患者做好保暖措施的。

我在里面手术，我妻子在手术室外面着急怎么办？

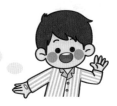

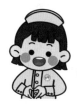

手术室门外设有家属等候区，为您的家属提供良好的休息环境。在这里，家属可以通过大屏幕的实时动态播报，了解手术的进展情况。

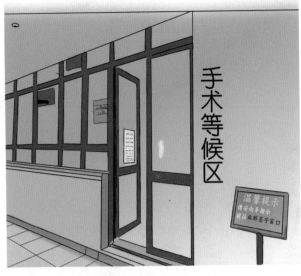

你不要担心我，我会一直在外面等着你。

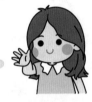

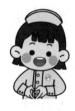

术中，请手术知情同意书委托人不要离开，医护人员在手术中可能会根据需要进行病情沟通。

都是陌生的面孔，大家又不熟悉，虽然我是一名男士，但我还是有点怕的。

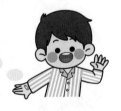

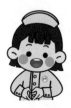

在进入手术间后，护士会再次与您核对各项身份信息，以确保手术安全，希望您能理解与配合。因手术床较窄，请您不要随意翻身，以免坠床，如有不适，请及时告知我们医护人员，我们一定会处理的。

老唐别害怕，手术前医生肯定会给你麻醉的。对了小石护士，麻醉前我们还要准备什么吗？

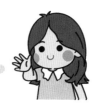

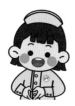

没错，麻醉诱导前，麻醉医生、外科医生、手术室巡回护士会进行三方安全核查。麻醉医生会在您胸部粘贴凉凉的电极片，连接心电监护仪，给您手指上戴上血氧饱和探头，在您手臂上缠绕血压袖带。手术间内仪器设备较多，会发出声响，请您不要紧张。

手术怎样开始？医院这么多病人需要动手术，不会弄错吧？不会管不过来吧！

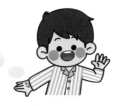

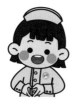

请您放心，手术开始前，麻醉医生、外科医生、手术室巡回护士会再次进行三方安全核查。主刀医生确定手术部位和方式；麻醉医生确定麻醉方式，进行麻醉诱导；洗手护士与巡回护士共同清点手术器械和用物，摆好患者的手术体位，准备手术。手术进行中，麻醉医生会一直监测各种生命体征和指标，正是有了他们的保驾护航，外科医生才能安心地实施手术，保证手术的顺利进行。手术结束后，再次进行三方安全核查后，将会把您转运到麻醉苏醒室。

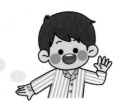

手术结束后去麻醉苏醒室吗?

对,在麻醉苏醒室,待各项指标达标后,麻醉医生会拔掉您的口插管,观察您的呼吸情况。等您完全清醒后,医护人员会将您护送回病房,同时通知家属等候区的唐太太,并与病房护士做好交接。

每一台成功手术的背后都是手术团队协作的结果。我们会精益求精、全力以赴,帮助无数渴望康复的患者,搭起生命之桥,支撑生命的重量。

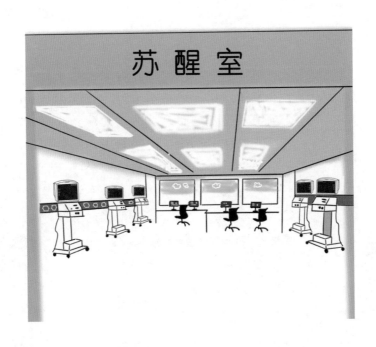

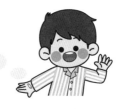

在手术战场上，医生、护士、麻醉师如何分工合作

手术室里的人都行色匆匆，忙碌异常，这么多人都在干什么呢？

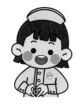

在手术室里，每个人都肩负着自己的使命，可以说各司其职，各尽其责，各尽所能，各显所长，争分夺秒，为您保驾护航。食管癌手术相比起其他手术更复杂、风险高、切口多、耗时长。手术台好比食管保卫战的战场，打赢每一场战斗，是我们白衣天使的使命。

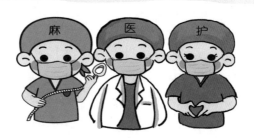

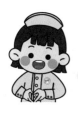

现在我就带您了解一下，食管手术中医生、护士、麻醉师是如何分工合作的。每一例食管癌手术的完成，离不开各个岗位人员的积极配合。参与食管手术的人员包括主刀医生、第一助手、第二助手、器械护士、巡回护士、麻醉师，他们各司其职，分工明确，缺一不可。

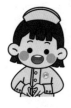

主刀医生好比食管手术中的战士们，以手术刀作武器。医生手下波澜不惊的手术刀，脑中烂熟于心的手术方案，手脑一并为生命所系。主刀医生决定操作的原则及方法，并指挥组织全部手术过程和完成主要手术步骤。为了能够快速地结束战斗，拯救人们的生命，协同作战的第一、第二助手核对患者与手术部位，指导并协助摆放患者体位，检查所需物品及 X 线片是否齐全，协助手术者进行手术区的显露、止血、结扎、缝合等，并在手术中及时提供意见和提醒手术者遗忘的事项，术后负责伤口敷料的包扎等。

麻醉医生在整台手术过程中起什么作用？

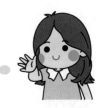

麻醉医生是食管手术中的合作战友，麻醉医生的作用不只是术中负责打麻醉药，还包括术前的病房探视了解情况。在术中，他们眼观六路、耳听八方，密切关注术中患者的生命体征、尿量、出血量、补液量，他们时刻与患者共进退，科学施麻，在无痛环境中争取患者健康。绝大多数食管癌患者术后被送进苏醒室恢复，在那里由麻醉师监测心脏、肺功能及出血情况，直到患者基本从麻醉状态中恢复。当然，也有可能术后直接回ICU 监护病房。麻醉医生与外科医生协同作战，为食管手术全系列麻醉安全提供最大保障。

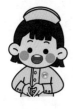

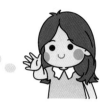

对了，还有手术室的护士们，他们也很辛苦！

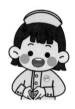

手术室护士作为主刀医生最亲密的战友一起并肩作战，分为器械护士和巡回护士。

器械护士提前 20 分钟刷手，检查、整理器械及台上用品，在手术开始前及手术完毕前，准确细致地清点手术区的用品，严防异物遗留在患者体腔或组织内。手术中密切注意手术的程序及需要。主动灵活地传递主刀医生所需器械、敷料、针线等，严格执行无菌操作，保持器械台及手术区清洁、整齐和干燥，妥善保管切下的标本。

巡回护士核对患者的基本信息，负责摆放患者的手术体位，提供术中所需的一切物品，调整灯光，接好电器能量设备，观察患者术中的病情变化，监督手术区无菌技术执行情况。手术结束前后清点器械、纱布、缝针等的数目并准确记录，协助医师包扎伤口，安置术后各引流管道并与苏醒室做好交接事项。

器械护士、巡回护士与手术主刀医生默契配合，共同坚守战斗在手术的第一线。

由多人相互配合才能保障食管癌手术顺利进行。大家各司其职，各尽其责，各显所长，各尽所能。我们会精益求精，团结协作，为手术患者提供更加优质高效的医疗服务，为促进食管疾病患者的康复保驾护航！

13

全身麻醉怎么做——全麻之路五步走

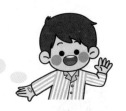

这么大的手术是怎么个麻醉法？过程中难受吗？我不会感到痛吧？听说好像是叫什么"全麻"？

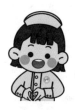

无论是从外科要求、麻醉安全，还是患者的舒适度来说，大多选择的是全身麻醉＋神经阻滞的方法。现在请跟随我的讲解，带您了解全麻之路吧！全麻之路五步走，躺下来就数一数，打个针再吸点氧，监护复苏就醒了！

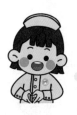

第一步——生命体征监护

当你进入手术室后，麻醉师先在您的手臂上留置静脉导管，将药液直接经导管输送到血液中。手臂上放置血压计来监测血压，胸前贴上心电监护电极片连接心电监护仪，手指上夹上红外血氧夹，用于监测你的血氧饱和度。各种检测和监护使麻醉师可以更全面地了解你身体的各项指标情况。

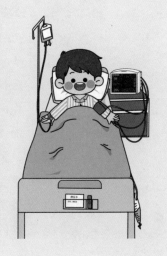

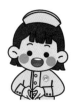

第二步——麻醉

走到这步时麻醉医师会与您核对信息，比如您的名字、手术的部位等，只要一一回答就可以了。当核对完成后，麻醉医师会告诉您要准备上麻醉了，并叮嘱深呼吸，其实就是让您进入麻醉状态。在和您说话的时候，麻醉医生已经把全身麻醉的药从手上的留置静脉针里推进去了。全麻过程中，麻醉医生会应用镇痛药、镇静药、肌松药等药物。镇静药使您睡着，镇痛药减轻手术过程中对疼痛的反应，肌松药使肌肉松弛、无法运动，共同维持您的全身麻醉状态。他们更多的工作是在您睡眠状态下保证您的生命安全。

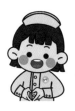

第三步——插管

当您睡着处于麻醉状态时，由于药物作用，您不能自己呼吸，所以麻醉医生要在您嘴巴里放根管子。通过这根管子连接外面的呼吸机帮助您呼吸。同时将气体输送到肺部。在肺内，这些气体进入血液中，通过血细胞运输到大脑。麻醉会阻止大脑接收来自神经的信息。因此在手术过程中您将保持睡眠状态，您的一呼一吸对麻醉医生而言十分重要。

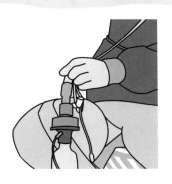

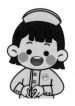

第四步——术中监护

接下来手术就要开始了，麻醉医生全程都会密切观察所有仪器上的指标，所以你们不用担心中途会醒过来，麻醉医生会根据手术调整麻醉药物用量，为您保驾护航。

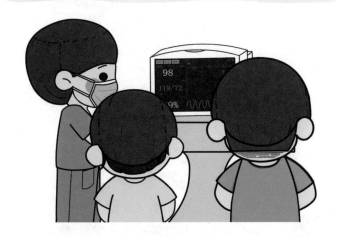

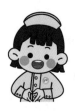

第五步——麻醉复苏

当手术结束后，就到了麻醉之路的最后一步，这时您会被送到另外一个房间，这个房间叫作麻醉苏醒室，在这里会有专门的护士和麻醉医生照看。若有什么不舒服可以告诉他们。在里面待多久呢？答案是由麻醉医生评估。当麻醉医生认为您的各项指标都稳定了，就会护送您一起转回病房了。

听起来手术过程很轻松，五步就走完了，但是我手术后会不会很痛啊？

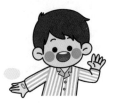

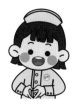

麻醉医生会针对您术后不同类型的疼痛，进行多模式个体化的术后镇痛，可以大大改善您的术后恢复情况。

用止痛药会不会影响伤口愈合？

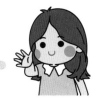

是呀，会不会对我的身体造成不良影响呀？

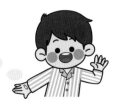

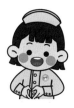

你们无需多虑，良好的术后镇痛，有利于您早期下床活动和功能锻炼，促进胃肠蠕动和功能恢复，只有好处没有坏处！

14

全麻后遗症常见问答

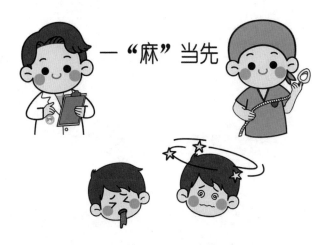

一"麻"当先

石护士您好，请问全麻术后会有不适感吗？

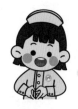

有部分患者会稍有些不适，但均能很快缓解。气管插管的患者在拔管之后会有不同程度的咽喉不适感，在数小时后会逐渐减轻。部分有晕车史的患者醒来也会想吐属于正常现象，一般休息6～8小时即可缓解。

全身麻醉后，为什么会恶心、呕吐？

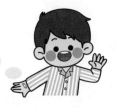

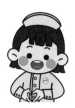

恶心、呕吐是术后常见的并发症。女性的发生率高，吸烟者比非吸烟者发生率高。术前焦虑异常的患者发生率高。有晕动病史、手术时间长、特定手术类型、阿片类镇痛药等因素都可以造成恶心、呕吐。

麻醉后会让我变傻吗？

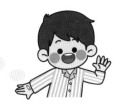

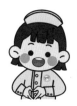

麻醉过程对中枢神经系统的抑制是可逆的，短暂的麻醉药物在一定的时间内就会被分解代谢，麻醉作用也随之消失。神经系统的各项功能也会恢复正常，不会对大脑产生持续性的影响。

有人说全麻手术后感觉记忆力下降了是怎么回事？

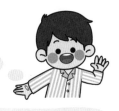

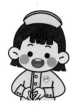

有部分患者全麻以后出现浑身无力、记忆力下降等情况。因为手术本身就是一个创伤过程，术后可能会出现疲劳综合征，与手术的创伤出血有一定关系，和麻醉药物没有明确关系。

打了麻醉剂之后到底什么时候会醒？

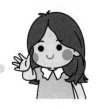

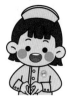

全麻后，在麻醉医生的管理下，在各种仪器设备监护下，一般30分钟内醒来，1个小时基本完成清醒。为了安全，我们的复苏时间以1小时为重要标准，有些复杂手术的苏醒时间相对会延长。

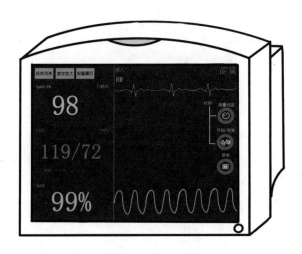

手术后为什么会出现声音嘶哑呢？

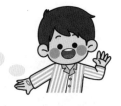

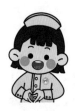

肺癌和食管癌手术除了需要切除肿瘤，还需要清扫淋巴结，以改善预后。淋巴结中左右喉返神经淋巴结和周围相近淋巴结进行清扫时容易造成损伤，喉返神经损伤容易造成术后早期声音嘶哑。

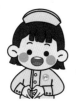

手术是治疗疾病重要的治疗方法，但要接受手术就得接受麻醉，所以不要对麻醉有压力。麻醉既不会让人变傻，也不会让人变残，它只是配合手术让我们变得更健康的手段之一。

好的，我明白了，谢谢石护士！

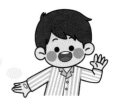

……未完待续……请听下回分解……

知识点小回顾

手术是食管癌主要的治疗方法，麻醉是进行手术治疗的必要环节，整个麻醉过程由专业的麻醉医生进行管理和掌控，麻醉药物对中枢神经系统的抑制是可逆的，所以不需要对麻醉手术有过大的压力。

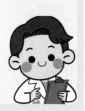

15 食管癌手术方式花样多

　　"李医生，以我目前的状态是不是马上就要手术了，我真的好紧张，是李医生您亲自给我做手术吗？手术方案确定好了吗？"眼前的唐先生和唐太太显得愈发焦虑，来到医生办公室询问李医生。"老唐您不要着急，我们外科组的专家进行讨论后，会为您制订最科学、合理的手术方案，您现在就安心完善后续检查，等待我们通知您过来手术就好，您不要太担心，要好好休息，以一个饱满的精神状态应对手术。

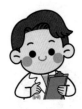

　　老唐，对于明天的手术方案你有什么疑问尽管提，我来为你一一解答。

　　李医生，请问进行食管癌手术，到底要挨几刀啊？

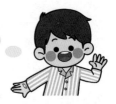

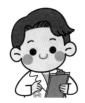

回答这个问题之前，我们需要先了解一下，食管癌有哪些手术方式。以对人体正常组织破坏的严重程度进行分类，食管癌手术可以分成内镜手术、腔镜手术、开放手术。至于要挨几刀，就得根据患者自身病情选择了。如果患者的病变很幸运地还处在食管壁很浅的位置，推荐选择内镜治疗。如果食管癌的肿块较大，不同的部位、不同的淋巴转移情况、不同的重建方式都会导致手术方式不同。

我看见有些食管癌患者颈部、胸部和腹部都有切口，有些患者只是胸部有切口，而有些患者是胸部和腹部有切口，那么这些手术方式是依据什么来决定的？

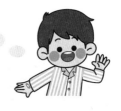

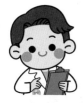

食管癌的手术方式通常根据食管肿瘤的部位来决定。食管肿瘤部位分为上段、中段、下段，下段的食管肿瘤采用胸内吻合，也就是胸腹联合的两个切口就能解决问题；如果为了切干净肿瘤，通常采用颈胸腹三切口，把吻合口放到颈部；如果肿瘤在胃食管交界，通过一个腹部的切口或一个胸部的切口就能完成。因此我们说食管肿瘤的手术方式很多，那么最终决定选用哪种手术方式，取决于肿瘤的位置到底位于食管的哪一段。

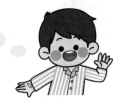

原来切口的数量和位置不是我们自己想怎么决定就怎么决定的，竟然有这么多的讲究。李医生，我听说现在很多手术都是微创，这种微创的伤口是什么样子的，会不会留下瘢痕？

随着腔镜手术技术的发展，食管癌手术是可以在胸腔镜或者腹腔镜下完成的。一般要在右胸部切 3 ~ 5 个直径 10 mm 的小口。腔镜手术虽然切口个数多，但切口比较小，有些患者愈合得好，甚至看不出来有瘢痕。

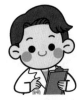

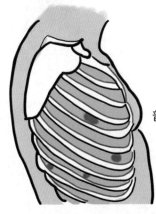

普通腔镜手术

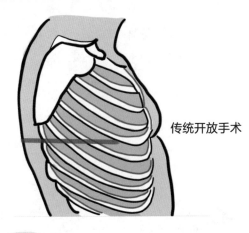

传统开放手术

噢！原来现在手术都已经这么先进了，我还以为是要把整个胸腔给打开才能进行手术呢！做手术是要把坏掉的食管切掉吗？

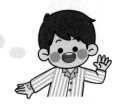

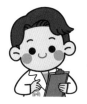

　　食管癌手术通常包括三个部分，第一部分是食管肿瘤的切除；第二部分是对食管癌可能转移的淋巴结进行完整的清扫；第三部分是重建消化道。那下面我们分别来详细了解一下。

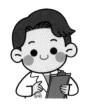

　　第一部分是食管肿瘤的切除，通常需要经胸腔去切除肿瘤，这部分治疗我们可以通过传统的开放手术，那么也可以通过目前比较流行的胸腔镜或者是机器人辅助来完成，后两者创伤更小些。食管不是一个一节节的器官，它是一个连续的软性管道，我们往往要把除肿瘤外的更多食管切除，而且如果需要在颈部做吻合的话，那么几乎要去掉绝大部分食管。

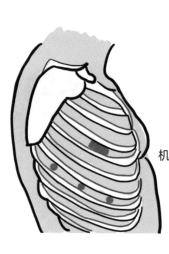

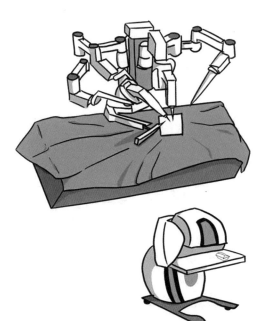

机器人手术

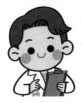

　　食管癌手术的第二部分是做尽量多的淋巴结清扫，因为食管癌细胞会出现向上、向下，并且向周围的多重淋巴结转移，那么如果我们想去清除这些淋巴结，就要追随这些淋巴结转移的范围做一个大范围的组织清扫，因此虽然肿瘤位于胸腔内，但我们不得不对腹腔甚至颈部淋巴结进行清扫。

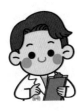

　　第三部分是消化道的重建，就是要把食管肿瘤切除后的缺损部分重新连接。目前有几种自体器官能够替代切除的食管，最常用的就是胃，当然我们也可以选择结肠或者是小肠，更多的是用于那些无法正常使用胃的患者。

　　谢谢李医生的耐心解答，我现在已经大概了解了手术方式，心里也放松了！

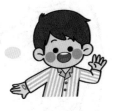

……未完待续……请听下回分解……

知识点小回顾

　　食管癌外科手术的手术方式通常根据食管肿瘤部位来决定，多数手术可以在胸腔镜或腹腔镜下完成，切口比较小，患者愈合较好。手术通常包括食管肿瘤切除、淋巴结清扫、消化道重新建立连接三个部分。

16

食管癌的治疗方式有哪些

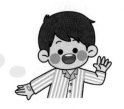

李医生，我这个病手术之后是不是还要化疗啊？

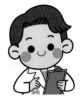

唐先生，先别着急，听我慢慢跟你说。

食管癌以手术为主，辅以放射治疗、化学治疗等非手术治疗方式。

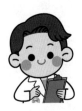

首先来说说非手术治疗。

1. 放射治疗

简称放疗，是利用放射线的电离辐射作用，破坏或杀灭肿瘤细胞，从而达到治疗目的的一种方法，是治疗恶性肿瘤的主要手段之一。

（1）与手术治疗联合应用：分为术前放疗和术后放疗两种。术前放射治疗后，间隔2～3周可便于后续手术。在术中切除不完全的残留癌组织处做金属标记，一般在术后3～6周开始术后放射治疗。

（2）单纯放射治疗：有的患者不接受手术，只接受放疗，多用于颈段、胸上段食管癌；也可用于有手术禁忌证而尚可耐受放射治疗的患者。放疗要使用专门的机器和模具。

2. 化学治疗

简称化疗，是一种应用特殊化学药物杀灭恶性肿瘤细胞或组织的治疗方法，是中晚期肿瘤患者综合治疗的重要手段。食管癌患者对化疗药物敏感性差，与其他治疗方法联合应用时可提高疗效。食管癌常用的化学治疗药物有顺铂、卡铂、博来霉素、紫杉醇等。化疗和我们平常看到的输液是一样的，只是输注的药物不同。

3. 其他治疗

免疫治疗及中药治疗等亦有一定疗效。免疫疗法是近些年新兴的肿瘤治疗方式，通俗来说就是通过刺激患者体内的免疫系统来对抗癌症，但是，该治疗方式目前仍然面临着相关不良反应较多、溶瘤病毒疗效不显著等问题。

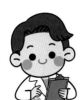

接下来我们来说说手术治疗。

手术是治疗食管癌的首选方法。若全身情况和心肺功能良好、无明显远处转移征象，就可考虑手术治疗。如果是全身情况良好但瘤体较大的患者，术前可先做放射治疗和化学治疗，待瘤体缩小后再手术。常用的手术方式有非开胸及开胸食管癌切除术两类。食管癌切除后常用胃、空肠或结肠代替重建食管，以胃最为常用。食管原位癌可在内镜下行黏膜剥离。

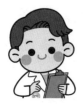

当然，对于晚期患者，我们还有姑息治疗。

对晚期食管癌，不能根治或放射治疗、进食有困难者，可做姑息性手术，如胃或空肠造瘘术、食管腔内置管术、食管分流术等，以达到改善营养、延长生命的目的。

怎么样，通过李医生的介绍，您是否对食管癌的治疗方式有了一个初步的了解呢？

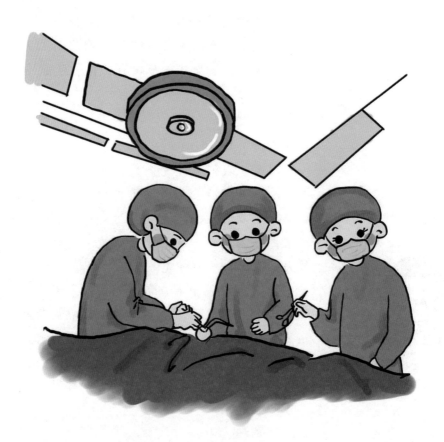

食管内镜黏膜剥离术是什么

17

　　唐先生在网上查阅资料，目前有一种先进的食管癌治疗方式叫作食管内镜黏膜剥离术，唐先生和唐太太听说这种治疗方式非常先进，可以不开刀。为了进一步了解该种治疗方式，唐先生和唐太太来到食管镜室咨询。

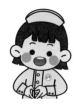

唐先生，您来食管镜室是有什么问题吗？

石护士，我听说用胃镜或者食管镜也能切除肿瘤是吗？

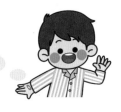

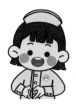

　　食管内镜黏膜剥离术简称食管 ESD，是一种新技术，主要应用于早期消化道肿瘤的诊断和治疗，主要优点是腔内手术创伤小，复发概率比较小，经济安全又可靠。

什么是黏膜剥离呢？

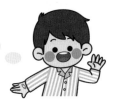

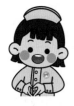

随着内镜设备升级和医疗技术的发展，目前的 ESD 手术已经能完整地切除较大的消化道病变并送检，避免了内镜黏膜切除术在较大病变治疗上的局限性，即病变残留和再次复发，显示出明显的优势，而且同时具备微创治疗的优越性。相对于食管外科手术对于病灶的切除，内镜 ESD 手术操作更加精细。

这个技术听起来好先进，到底怎么做可以给我们讲讲吗？

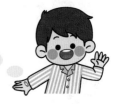

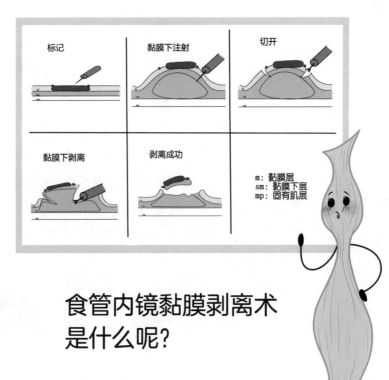

标记　黏膜下注射　切开

黏膜下剥离　剥离成功

m：黏膜层
sm：黏膜下层
mp：固有肌层

食管内镜黏膜剥离术是什么呢？

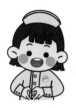

食管 ESD 主要包括观察、标记、黏膜下注射、剥离、创面处理等主要步骤，为了让您更加具体地了解每个步骤，可以参考下面的图片。

观察：通过特殊的染色技术确定食管黏膜病灶的范围。

标记：对于要切除且边界清晰的病灶，运用内镜电凝设备直接进行标记；对于范围欠清晰的病变，则在病变外缘 2 ~ 5 mm 处标记，每个标记点间隔 2 mm。

标记

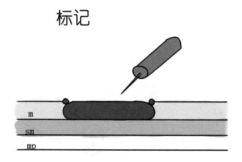

m：黏膜层
sm：黏膜下层
mp：固有肌层

黏膜下注射：使用 0.000 5% 肾上腺素与微量亚甲蓝注射液的混合溶液，于病变周围电凝标记点处进行多点黏膜下注射，在食管黏膜肌层与黏膜下层之间注入，抬举间隙，以便于手术中分辨剥离范围，同时溶液中的肾上腺素也可起到收缩血管、减少出血的作用。

黏膜下注射

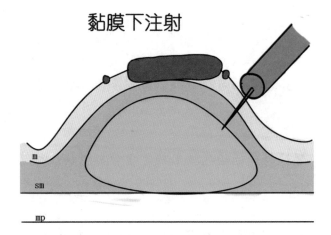

　　剥离：深入病变下方对黏膜下层进行剥离。随着时间的延长，黏膜下注射的液体会逐渐被吸收，可反复进行黏膜下注射。

黏膜下剥离

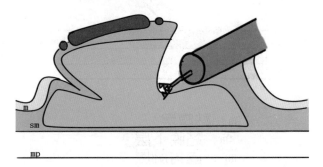

　　创面处理：切除病变后，应用氩气电凝技术或热活检钳处理出血灶和创面中可见的小血管。必要时应用金属止血夹缝合创面，这样不仅可以减少术后出血的风险，还可以大大缩短住院时间。

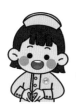

只要掌握适应证，注意各种并发症的防治，与食管外科手术相比，ESD 治疗更安全的，同时大大减少了患者的痛苦及经济负担，并且能取得较好的疗效，麻醉清醒后就能下床活动！

食管癌还是要早诊断、早治疗！像这个 ESD 手术做完第二天就可以吃东西了，好美慕啊！

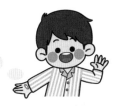

……未完待续……请听下回分解……

知识点小回顾

食管内镜黏膜剥离术主要包括观察、标记、黏膜下注射、剥离、创面处理等主要步骤，患者麻醉清醒后即可下床活动，可有效减少患者的痛苦及经济负担，并且也能取得较好的疗效。

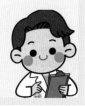

18 食管扩张术让进食不再难

唐先生和唐太太在门诊看病的时候，曾遇到一位刚做完食管癌手术的老先生，经过交谈后，唐先生得知手术后会有吃不下东西等问题。于是他带着疑惑前来咨询。

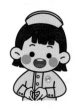

唐先生,你过来是有什么疑问吗?

听说食管癌切除术后容易引起吞咽困难、恶心呕吐等一系列临床症状，这会不会影响我手术后的生活质量呀?

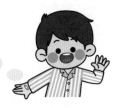

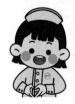

您是担心食管狭窄吧? 引起食管狭窄的原因有很多。比如食管癌术后放射治疗后瘢痕或食管运动方式紊乱、运动障碍等。

这是不是难办了呀?

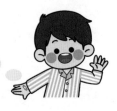

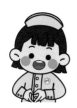

内窥镜下视野佳，消化管道要扩张，使用探条或球囊，术后恢复感染少。食管扩张是一种允许医生通过各种先进技术扩张食管狭窄区域的手术。现已由内镜下探条扩张发展成更为直观且安全性更高的内镜下球囊扩张。

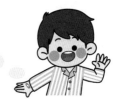

做食管扩张前要准备些什么？

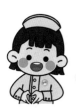

患者不能佩戴义齿，还要检查好各项血指标。我们会在术前 1 小时检查所有的器械，确保功能正常。开始操作前，我们会向患者喉咙里喷一点药，起到麻醉作用。由于操作刺激，当患者感觉憋气、恶心、想呕吐时，可大口换气，深呼吸。只要患者尽量保持镇定，无须特殊处理，一般可自行恢复。我们会严密观察患者的心率、呼吸和血压。

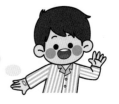

术后很快就可以吃东西了吗？

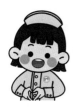

通常患者进行食管扩张术后，如果没有疼痛、咯血等特殊情况，术后 2 小时可进水，4 小时可进流质或半流质的软食。但如果患者在食管扩张术后出现疼痛不适，甚至呕血等情况，常提示存在食管黏膜撕裂，甚至食管破裂的可能，则应避免进食且需要进一步检查。

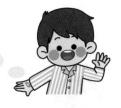

这个食管扩张术有什么优势吗?

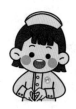

球囊扩张术在内镜直视下进行,具有定位准确、创伤小、安全性好、手术并发症少等优势。手术比较简便,风险较低。目前治疗食管良性狭窄仍应首选经胃镜球囊扩张。

食管球囊扩张术

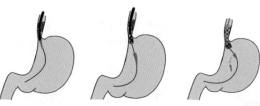

好的,了解了!谢谢石护士。

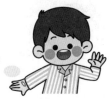

……未完待续……且听下回分解……

知识点小回顾

目前治疗食管良性狭窄首选经胃镜球囊扩张,这种治疗方式具有操作简便、定位准确、创伤小、安全性好、手术并发症相对较少等优势,进行扩张后,大多数患者的进食困难、恶心、呕吐等症状均能得到有效缓解。

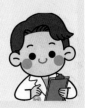

用机器人做手术靠谱吗

"老唐，我们现在要和你商量一下你明天手术的事，我们准备用目前国内最先进的达芬奇机器人来给你做手术。"听到这里，唐先生和唐太太焦虑不已，心理负担极重："李医生，您刚刚是说机器人手术吗？现在的医疗水平已经先进到用机器人就可以给患者做手术了吗？我身体不太好，让机器人来给我开刀我真的不太放心！"李医生耐心解释道："老唐，你不要担心，这个手术是完全由我们的医生来操控的，具体的问题让我们的石护士来为你解答。"

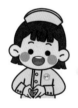

唐先生，这个达芬奇机器人手术是我们目前先进又安全的手术技术，有什么疑问我来一一为您解答哦。

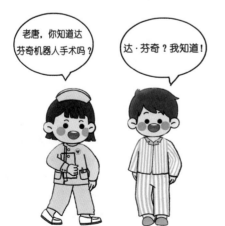

老唐，你知道达芬奇机器人手术吗？

达·芬奇？我知道！

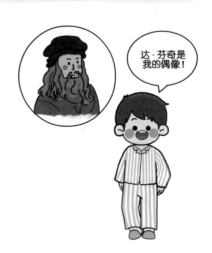

达·芬奇是我的偶像！

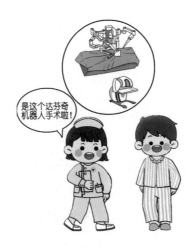

是这个达芬奇机器人手术啦!

那用机器人做手术，和下围棋的机器人一样吗？这靠谱吗？

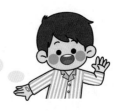

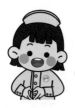

可以用这几句话来形容达芬奇机器人手术：人工智能机械手，主刀操控显灵活，精准配合把攻坚，高效稳定且安全。随着机器人技术的进步，我们也看到了越来越多的手术中出现了机器人的身影。

我还是很好奇机器人到底是怎么做手术的，是不是像科幻电影里面演的那样，手术过程完全由机器人完成，那医生又在干什么呢？

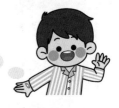

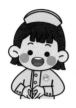

　　我们要明白，机器人并不是人工智能，不像下围棋赢了多名围棋高手的"AlphaGo"，它只是一个工具，机器人手术其实是外科医生通过操控机器人来为患者实施外科手术，所以起主导作用的还是外科医生。机器人手术的全称应该是"机器人辅助外科手术"，是外科医生通过机器人辅助系统来完成的手术，这个手术的操纵、主导甚至于每一分、每一刻的动作，都是由外科医生来完成的，并非机器独立完成。所以我们可以打一个比方，机器人系统在外科手术中，实际上相当于外科医生延长的手臂，外科医生通过这个延长的手臂，去更好地完成手术。

　　很担心机器人会出错，机器人手术会不会出现机器失灵的情况呀？

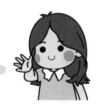

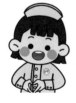

　　您大可放心，因为机器人只是医生采用的一种工具，相当于一把高级的手术刀，整个手术的操控权是在医生的手里面的。

　　听起来好高科技，小石护士，这个机器人具体是怎么被医生控制的呀？能给我讲讲机器人手术的细节吗？

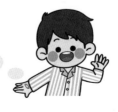

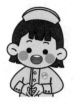

　　达芬奇机器人系统包含三部分：外科医生控制台、床旁机械臂系统、成像系统。首先患者麻醉后，穿上无菌衣的助手需要在患者手术部位（胸腔、腹腔）建立小孔（操作孔），将摄像头、主刀需要的设备安置在机械臂上并放入操作孔，通过成像系统，三维高清画面会在外科医生控制台及手术室大屏幕上显示出来；手术医生不需要进行外科洗手和穿着手术衣，可以在一旁的控制台上进行操作。

　　石护士，目前用这个机器人手术的人多吗？

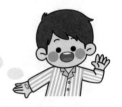

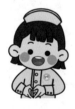

　　目前达芬奇机器人手术系统已广泛用于临床如胸外科、泌尿外科、肝胆及胃肠外科、妇产科等。

　　那这个机器人手术和传统的手术相比有什么优势呢？

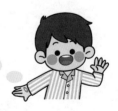

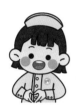

首先，机器人手术具有防抖功能，可完成更精细的操作；其次，3D视野相比外科医生亲手手术的平面视野，能更清晰地了解病灶的立体全貌及与周围组织器官的毗邻关系；最后，机器人手术的放大效应讲究层面解剖或筋膜的解剖，比医生亲自手术更能达到零出血，能完成更复杂的手术，而且创伤小。

还是国富民强啊，我们国家的医疗水平已经这么高了，而且用的是全世界最先进的设备，中国，了不得啊！中国医生，太牛啦！

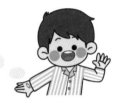

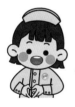

目前的外科机器人都是在人的操作下进行手术的，但未来的外科机器人还会有更大的进步，甚至完全超越人们想象的空间，那时会出现自动识别和自动操作的智能机器人，甚至会和人工智能完整结合在一起，在不远的将来，只要我们告诉机器人这是一个什么样的疾病，那么机器人自己就能完成外科治疗，这是完全有可能实现的。

我很有信心，一定会有这一天的！

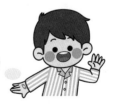

······未完待续······请听下回分解······

知识点小回顾

　　目前机器人只是外科医生的一个工具，能够帮助外科医生完成一些更高级、更复杂的手术，整个手术的操控权是在医生手里的。达芬奇机器人手术可完成更精细的操作，助力外科医生提高整体的手术水平，改善患者的预后。

机器人手术给力效率高

"石护士，上午您给我们介绍了机器人手术的大概情况，我还是想再问一下，这个机器人手术效率高吗？用这个做一台手术是不是需要很长时间呀，我的身体弱，怕承受不了那么久的手术。""唐先生，您放心吧，我们的机器人手术相比传统的手术而言效率更高。前面我给你介绍了什么是机器人手术，这次我来给你讲讲达芬奇机器人手术具体效率高在哪里吧。"

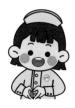

唐先生，我可以明确地和你说，一般情况下，机器人手术的时间不会比传统手术长的，这一点您放心吧。

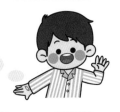

那就好，我是担心手术时间太久的话我的身体吃不消。

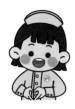

唐先生，我来给你科普一下食管外科手术的大致发展历程。在一开始的时候，开放式手术是食管癌传统的手术方式，通常在胸部及上腹部等处做较大切口，实现肿瘤切除及清扫胸腹腔淋巴结的治疗目标。然而，由于创伤较大，术中出血量及术后并发症较多，目前逐渐被微创食管癌根治术替代。

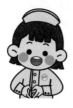

再后来是微创手术，包括传统胸、腹腔镜辅助下的食管癌根治术，与传统的开放式手术相比，手术创伤更小，肺部并发症更少，恢复时间更短。

那这个机器人手术也属于微创手术的吧？它与普通的胸腔镜手术相比效率更高吗？

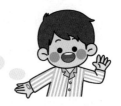

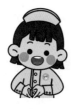

对的，达芬奇机器人手术也是微创手术的一种，自应用于临床以来，它就显示出了显著的优越性。

机器人辅助食管切除术到底有什么更具体的优势呢？石护士您能更详细地和我们说一下吗？

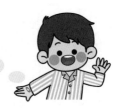

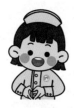

达芬奇机器人手术系统辅助食管癌根治术的安全性和可行性已被广泛证实，与传统的腔镜手术相比，机器人辅助手术在操作精准度和纵隔淋巴结清扫等方面的优势待我慢慢和您说。

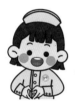

　　首先，机器人手术拥有 3D 高清影像技术，可以将视野放大 10 倍以上，便于医生精细操作，提高手术精准度；除此之外，基于这个高清影像技术，医生能够在局限狭小区域内有效完成困难区域的淋巴结清扫，给患者带来更好的生存获益。其次，手术机械臂拥有 7 个自由度的可转弯，使整个手术操作更灵活。还有，机器人拥有自动滤除颤动技术，可以更好地实现精细切除和缝合，提高手术的稳定性和精确性。机器人手术更微创、创口更小、瘢痕更隐形、术后不良反应更少，可以使患者伤口在更短的时间内愈合。

　　这样看来手术机器人确实技术更精准，那这个机器人的安全性得到过验证吗？

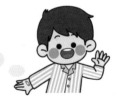

　　国内外多项研究结果表明，达芬奇机器人食管癌微创切除术是安全可行的。与普通胸腔镜相比，具有术中出血量少，更好地保护喉返神经，更彻底地清扫上纵隔淋巴结 / 喉返神经旁淋巴结等显著优势。

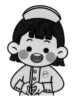

　　那我就放心了，谢谢石护士。

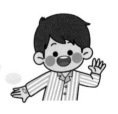

······未完待续······请听下回分解······

知识点小回顾

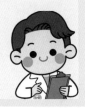

以达芬奇机器人的机械臂为助力，外科主刀医生突破了人手、人眼和空间的局限，是人类利用高科技技术和临床手术相结合的"最尖端"形式，进一步实现了精准化诊疗，开启了胸外科高精尖微创手术新时代。

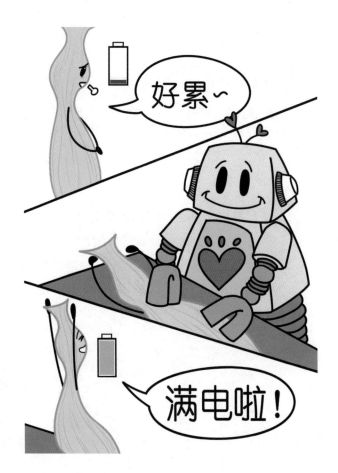

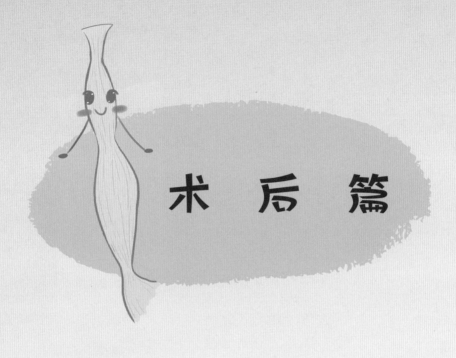

术 后 篇

老唐身上这么多管子有什么用途

　　"老唐，老唐，回到病房了，醒醒……"伴着一声声亲切而熟悉的呼唤，唐先生从迷糊中慢慢回神，映入眼帘的是食管外科病房雪白的墙壁、柔和的灯光和唐太太那张写满担忧和心疼的脸。这是唐先生手术后刚刚回到病房的情景，人刚刚苏醒，但麻醉药的效力还没有完全消失。一旁的小石护士正在为唐先生测量血压、脉搏、呼吸、血氧饱和度，检查皮肤状况，妥善固定身上所有的导管。这时，唐先生缓过神来，发现自己从上到下插了好多管子，动弹不得，嘶哑着喊了一声"啊！我身上怎么这么多管子，这都是什么呀！"

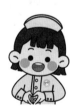

　　唐先生，手术一切顺利，您现在已经回到病房了，目前您的各项生命指标都是正常的，好好休息，来，跟我做深呼吸，鼻子深吸~嘴巴慢吐~~

　　小石护士，我身上是不是有很多"洞"，插着好多管子啊？我感觉我动弹不得，难过死了。还有旁边这个机器，一会儿闪光，一会儿嘀嘀响，又是做什么的呀？

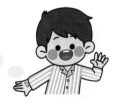

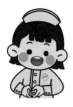

唐先生，由于您今天刚刚做好手术，我们需要密切监测您的病情变化，您旁边这个迷你版的"电视机"叫心电监护仪，通过连接在您胸前的电极片、绑在胳膊上的袖带和夹在手指上的指套获取您的心率、血压和血氧饱和度。当指标异常时，机器就会发出报警的声音。

小石护士，那我出院前需要一直带着这个"电视机"吗？

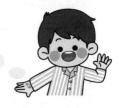

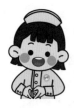

唐先生，不是的。如果病情稳定，各项指标趋于正常，医生评估认为不需要持续监护的时候，我们会帮你拿掉的。

小石护士，我先生身上这些管子都是做什么用的呀？为什么会放这么多管子啊？别的病人手术回来也是这样的吗？

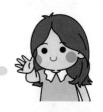

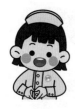

唐太太您不要着急，家属的心情我们可以理解。我正要给您一一解释这些管子呢。我们来从上往下说～～唐先生鼻子上佩戴的这根绿色管子，是鼻导管，连接墙壁的管子是氧气管，是给唐先生吸氧气用的，现在我把氧气流速调节到了 3 L/min。还有一种吸氧的方式是面罩供氧，你看唐先生"小电视"上血氧饱和度指标正常，现在用鼻导管供氧即可。

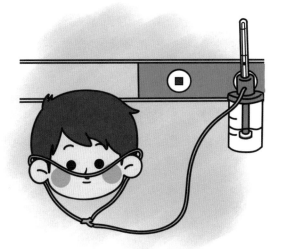

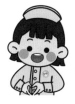

　　唐先生鼻子里固定的这两根管子，其中一根是放置在胃里的，称为胃管，下面连接了一个胃肠减压的装置，是用来将胃里面多余的液体和气体及时地引流出来，可以减少胃酸对伤口的刺激，防止胃胀气，最重要的是可以避免因食管和胃接口处张力过大造成吻合口瘘这种严重的并发症。你可以想象一只气球，如果不停充气是要爆掉的。

　　另外一根管子是十二指肠营养管，因为手术回来后不能吃、不能喝，这根管子是用来给身体输注营养液的。

　　哎，鼻子里放一根这样粗的管子多难受啊。老唐你躺躺好，脑袋快别乱动，我真怕你把管子扯出来！

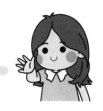

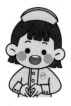

不用担心，这两根管子我们护士会为您妥善固定的，并且每天都会更换胶布的。

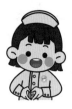

唐先生脖子上这根管子是中心静脉置管，用来输注盐水、推药进去的。这是一根"Y"形管，带有两个头。唐太太您看，现在这一头正给唐先生输液，另一头呢给他接着镇痛泵呢。穿刺上面覆盖的贴膜，我们也会定期为唐先生更换的。

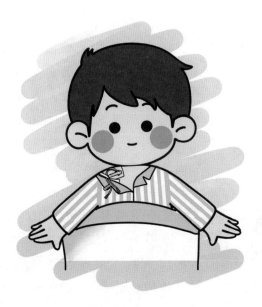

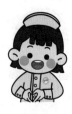

唐太太，唐先生身上最粗的这个管子，连接床旁的这个蓝白色大瓶子是胸腔闭式引流瓶，是为了及时排除胸腔内的积气和积液，促进肺膨胀的。我们会时常来查看这个引流情况的。

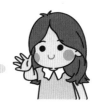

听小石护士一讲，茅塞顿开啊。这身上还有个扁扁的球是干什么的？哎呀，是不是从手术室回来不小心被老唐压扁了呀！！

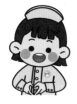

唐太太不要急，这个是引流管连接的小球，也是用来引流积血、积液的。现在这个小球处于压扁状态，因为小球里面呈负压状态，这样才能将液体引流出来，这个扁的状态是正常的。等里面的液体慢慢存满了，这个小球就会鼓起来，那么就起不到作用了，我们护士每小时巡房时会及时更换的，每天早上我们查房时也会更换。

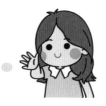

噢，原来如此，吓死我了。那下面这个装着黄色液体的袋子是尿袋吧？这个……挂在身上……应该挺难受的吧，能不能拔掉呀？石护士？我来给老唐伺候大小便就行。

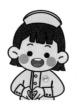

对的，是集尿袋，您的心情我理解，等唐先生自主排尿功能恢复，医生就会拔掉的。
还有啊，唐先生身上管路多，您照顾时要当心，动作切记要慢……

……未完待续……且听下回分解……

知识点小回顾

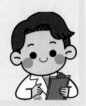

患者的术后管道可能有：心电监护、血压计袖带、指氧饱和仪、氧气管、深静脉导管、胃管、十二指肠营养管、胸管、其他伤口引流管、导尿管……

刚做完手术很疼怎么办

手术后，唐先生被送回病房。石护士根据视觉模拟评分法判断唐先生疼痛的强度为 4 分，石护士询问唐先生哪里不舒服，唐先生表示"哪都痛，哪都不舒服"。石护士听完唐先生主诉后，查看其各个导管及基础生命体征后未发现异常。唐太太见此非常紧张，一边关心老唐，一边向石护士咨询。

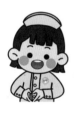

唐太太，唐先生他感觉疼的直接原因是手术创伤，这种疼痛一般为持续性、刀割样痛且阵发性加剧。而且唐先生身上还有各种导管，也会引起疼痛不适。

我觉得是有点痛，但我现在还可以忍受，我是个男子汉，不怕痛。实在不行给我点止痛药吧。

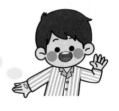

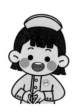

疼痛和血压、体温、脉搏、呼吸一样重要，是第五大生命体征。急性疼痛控制不佳可能会发展为慢性疼痛，影响生存质量。痛就说，不要忍着，再说万一有什么问题我们也可以及时发现、尽早处理。

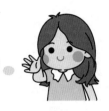

听说止痛药会延缓伤口愈合，有可能还会上瘾，要是万一上瘾了戒不掉怎么办？我们还是忍一忍吧。

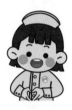

唐太太，麻醉止痛药引起成瘾的概率极小，并且不会延缓切口愈合，但是剧烈的疼痛不仅会影响术后康复，还可能引起并发症。

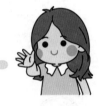

这样呀，那石护士，有什么方法可以止痛呢？

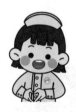

唐太太，术后可以使用镇痛泵来减轻疼痛，它可以通过静脉连续给药。疼痛加剧时可以按压一次，给予小剂量药物，能够及时止痛又不必担心药物过量。我先帮唐先生按压一次，看他会不会舒服点。

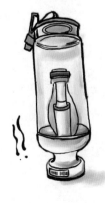

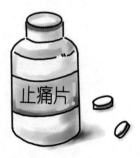

止痛片

石护士按压了一下镇痛泵，分散老唐注意力的同时继续给他们普及疼痛知识。

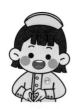

舒适的体位也很重要，手术 6 小时后采取半卧位，不仅有利于引流通畅，还可减轻切口张力和疼痛。更换体位时要保持导管同步，防止导管牵拉对伤口的刺激而引起疼痛。我们也会固定好各种导管，保持引流通畅，减轻疼痛。咳嗽、打喷嚏时疼痛加重，可以用手或枕头按住伤口，以防张力过大、加重疼痛。疼痛时缓慢、有节奏地深呼吸能消除紧张情绪，分散注意力，如听听舒缓的音乐、冥想等，也能减轻疼痛。

我现在觉得疼痛减轻一点了，看来用镇痛泵分散注意力还是挺管用的。

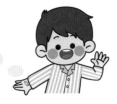

术后第二天早上，石护士遵医嘱为唐先生使用止痛药物。

石护士，我现在不痛了，怎么还要用止痛药啊？

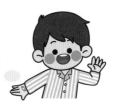

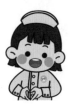

唐先生，止痛药要按时给药，这样能保证疼痛持续缓解，而且需要的止痛药物强度和剂量也最低。这样疗效最佳而且不良反应最小，等痛了再使用止痛药，同样的药物剂量止痛效果会差一些。

原来是这样，那麻烦您现在就给我用吧。

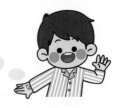

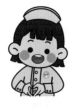

有效止痛不仅有利于早期活动，提高舒适度，减少术后并发症，还可促进早日康复，减少住院时间，减少费用。

好的，我们明白了，谢谢石护士！

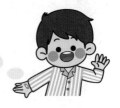

……未完待续……请听下回分解……

知识点小回顾

护理人员要定时评定食管癌术后患者的疼痛程度，并且根据医嘱给予相应的止痛措施。食管癌术后患者的止痛药要按时给药，这样能保证疼痛持续缓解，而且可使患者需要的止痛药物强度和剂量降至最低。

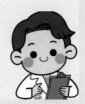

食管癌术后功能锻炼有妙招

唐先生食管癌术后第一天，唐太太开始有了新的烦恼，她听到隔壁床讨论：食管癌手术后患者可能会出现肺炎、肺不张、下肢静脉血栓、腹胀以及胃排空障碍等并发症，而这些常见并发症主要与患者在食管癌手术后功能锻炼有所关联，于是她着急忙慌地找到了唐先生的床位护士小石进行询问。"小石，小石，老唐做好手术已经快一天了，我该怎么帮他进行锻炼呢？锻炼的频率和强度应当保持在何种范围之内？""唐太太，您别着急，这些问题确实经常困扰着食管癌术后的患者，今天就由我来一一为您解惑。"

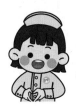

食管癌术后功能锻炼主要有三种：咳嗽训练、呼吸功能训练和适当的运动锻炼。

石护士，能不能和我们具体讲讲这三种锻炼方法要怎么做？

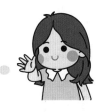

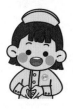

术后有效咳嗽，能防止肺部发生感染，有利于恢复。其主要的方法为先深吸一口气，然后再屏气，最后用力咳嗽，为了能够减少疼痛感，可在患者咳嗽的时候，用双手轻轻地按压胸廓两侧。

好的石护士，这个呼吸训练要怎么做呢?

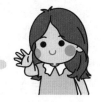

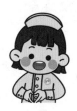

术后加强呼吸训练，有利于恢复肺功能，主要方法是进行均匀而持续的呼吸，并且在这个时候用的力气要比平时大一些。先吸气，在达到最大吸气量时，再慢慢将吸入的气体匀速呼出。反复进行4次，间隔一个小时之后再重复进行。

好的，石护士，我们会按照你说的进行呼吸训练的。

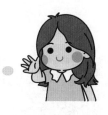

还有就是要做适当的运动锻炼，在手术完成6小时后就可以进行双腿摇摆锻炼。让患者采取平卧屈膝位，护理人员帮助患者，使其双腿在床上左右摇摆，借助两腿带动髋关节，绷足，脚趾尖以及踝部向内外旋转，反复10~15次，形成一组动作。每2小时进行一组。

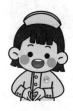

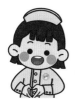

　　桥式运动在手术后 6~8 小时就可以开始。患者需要处于完全清醒状态，当患者的病情以及血压等所有指标平稳之后，可使患者采取低斜坡半卧位，由护理人员协助患者两腿弯曲，两脚蹬床，双手拱床，做抬高臀部运动，反复 5~15 次，形成一组动作。每 1~2 个小时进行一组。

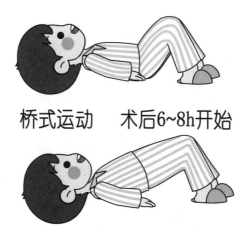

桥式运动　术后6~8h开始

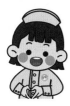

　　肩关节运动可从手术之后的次日开始，进行晨间护理之后可以进行该项康复运动。这种运动要求患者的手术侧肩部以及手臂弯曲上举，内收，做梳头动作，手术侧的手越过头顶触摸对侧的耳朵，反复 3~8 次，形成一组动作。每 2~4 个小时进行一组。

2~4h进行一组，每组3~8次

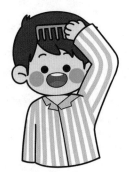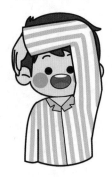

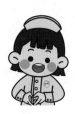

拉绳运动可从手术之后的 24 小时开始。可以在患者的床尾栏杆之上系一条绳子，这种绳子应采用棉布材质，同时拥有扣节。让患者手术侧的手臂牵拉绳子自己练习坐起、躺下以及下床等动作，反复 5~6 次，形成一组动作。每 2~3 个小时进行一组。

石护士，老唐什么时候能进行这些锻炼？

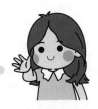

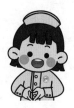

咳嗽和呼吸功能训练：一般建议在术前就开始进行，每日进行 2~3 次。鼓励手术之后早期下床运动。

如果在锻炼的过程中吃不消的话可以停下来吗？

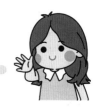

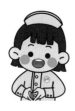

锻炼的强度应当以患者不会发生心慌为宜，在进行锻炼的过程中必须要遵循循序渐进的策略与原则，如果在出现不舒服的情况应及时停止，也可以打铃叫我们。

石护士，那每个人的活动强度都是一样的吗？

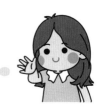

锻炼的强度还需要参考每一个患者的个人情况。比如一部分患者较为肥胖，或者是身体活动不便，那么这部分患者就不能单独运动，要在家属或者护理人员陪伴的情况下运动，需要他人搀扶，或者是他人托住患者的小腿部，辅助进行被动锻炼。而对于较为年轻或者身体素养较好的患者，则应当适当增加一些运动强度，但是仍然要保证不出现心慌。

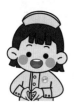

石护士，我看科室里的人手术回来身上都有管子，带着管子做这些锻炼会不会有危险？

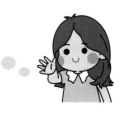

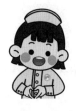

在进行下床活动的过程之中，必须要对自身的各项管道进行保护，防止管道脱落、弯折、堵塞等问题。

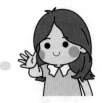

谢谢石护士，我们明白了，我们一定按照您说的去做。

……未完待续……请听下回分解……

知识点小回顾

食管癌术后功能锻炼主要有三种：咳嗽训练、呼吸功能训练和适当的运动锻炼。其中运动锻炼包括双腿摇摆、桥式运动、肩关节运动和拉绳运动等。督促患者在手术之后早期进行下床运动，可有效促进患者的康复进程。

拒绝慢动作——食管癌快速康复护理

术后第一天，石护士来病房巡视观察唐先生的情况。

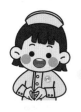

唐先生，您今天感觉怎么样？

感觉还行，躺了这么久觉得不太舒服，想起来活动活动。

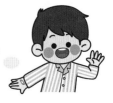

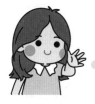

老唐，你刚做完手术还是多躺躺吧！

唐太太、唐先生，术后多休息是不错，但是现在更提倡快速康复哦！

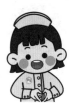

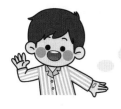

快速康复是什么意思？石护士你能具体讲讲怎么做吗？

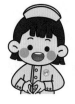

快速康复护理是一种促进患者术后康复、缩短患者住院时间的护理手段，其主要目的是改善患者营养状况并辅助胃肠道功能恢复，缩短患者恢复时间，目前在临床上已经得到广泛应用。

比如说术后尽早开始肠内营养，尽早下床活动，尽早拔除身上管道，在检查结果良好的情况下尽早恢复经口进食等，总之就是一个字：快！

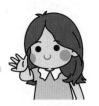

动作这么快真的行吗，会不会让这些伤口恢复不好？

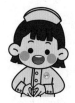

请您放心，恰恰相反，已经有很多研究证实了快速康复可以减少手术给患者带来的创伤，减少患者手术的应激反应，利于患者康复。而且这个快速康复不仅仅体现在术后阶段，术前就开始的呼吸功能锻炼，术中更合理的麻醉方式，还有更合理的疼痛管理方式都是快速康复的一部分！

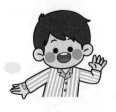

那我现在是不是就应该起来活动了？

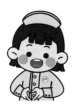

如果您感觉良好，现在就可以下床活动。但是要注意保护好身上的管道，先在床边坐一会儿，然后在床边站一会儿，觉得没问题了可以先在病室里面活动活动，然后再去病区走廊活动活动。循序渐进！

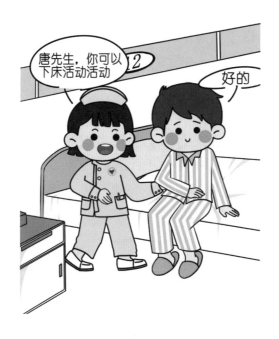

好的，那我先在床边坐一会儿。谢谢你啊石护士！

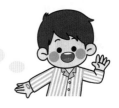

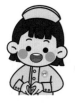

不客气，您有问题可以随时打铃或者去护士站找我。

25 跟石护士一起学正确拍背

术后患者的康复除了自己咳嗽、咳痰外，也需要家属帮忙拍背，使痰液松动以便更好地咳出。这不，石护士正在教唐太太正确的拍背方法，让我们一起来看看吧。

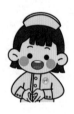

唐太太，食管癌术后一般是开胸手术，无论手术创伤大小，开胸手术后多对患者肺功能有影响，术后需要锻炼呼吸功能促进肺复张，很重要一点就是咳嗽、咳痰，我今天来教您正确的拍背方法。

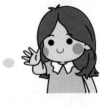

我刚想去护士站找您呢。老唐身上管子这么多又有伤口，我都不敢给他拍背。

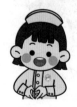

首先，拍背要避开伤口、骨突部位（如脊椎、肩胛骨、胸骨）、衣服拉链、纽扣等地方，不会对伤口、管道有什么影响的。

那就好，那就好。

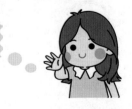

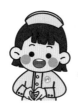

然后就是拍背的时间选择：一般安排在饭后 2 小时或者饭前 30 分钟完成，以避免引起呕吐；拍背的时候也要密切注意患者的反应，如果有问题要及时跟我们沟通。

那我用多大力气拍啊，拍疼了怎么办？

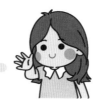

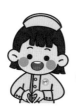

这个力气最好是以唐先生感觉不到疼痛的最大力气啦。拍背的时候唐先生应该是侧卧位或坐位，唐太太你站在他背后两手手指弯曲并拢，使掌侧呈杯状，用手腕力量，自下而上、由外向内、迅速而有节律地叩击后背，每次拍10 ~ 15 分钟。

这顺序有点复杂，上下左右我记不清楚啊。

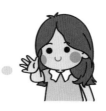

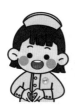

唐太太，下面这张示意图可以帮助您理解，您按照箭头所指方向拍背。我们最终的目的是把痰液等气管分泌物往中心气管拍，所以对于两边气管的分泌物就要从外往里拍，下面气管的分泌物同理要从下往上拍。

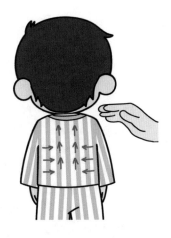

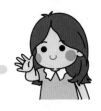

这么说我就明白了，也好记。

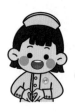

拍背之前可以用单层薄布覆盖整个背部，防止直接叩击引起皮肤发红，但覆盖物不宜过厚，否则会降低叩击效果。

……未完待续……请听下回分解……

知识点小回顾

食管癌患者在手术之后可能合并有发热以及痰液黏稠、不容易咳出等表现。在手术之后需要加强护理，进行翻身拍背，有助于肺部分泌物的排出。此外，早期下床活动、充分止痛、雾化等也可促进排痰。

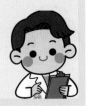

26 跟石护士一起学正确咳嗽

病房内，唐先生正按照术后康复流程努力咳嗽，但是他发现由于刀口疼痛，咳嗽效果不佳，每次咳嗽费力，明明觉得有痰却咳不出来。唐太太看着唐先生有些着急，于是她找到石护士寻求帮助。

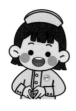

老唐，你这是怎么了呀，怎么呼吸有点喘，是哪里不舒服吗？

石护士，老唐咳嗽好吃力，是不是方法不对啊，麻烦你帮忙看看是怎么回事。

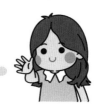

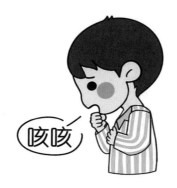

咳咳

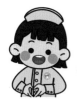

唐先生，您感觉怎样？

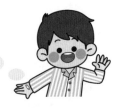

我感觉咳嗽没什么效果啊。

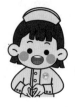

唐先生，别着急，一步一步来，先跟我做深呼吸。先把手放在肚子上，吸气的时候感觉肚子鼓起来，呼气的时候肚子瘪下去。注意是鼻子吸气，嘴巴吐气，吐气的时候嘴巴感觉在发 wu~ 的声音，时间比吸气时间要长哦。

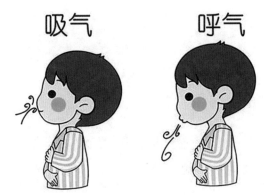

吸气　　　　呼气

您看我这样做对吗？

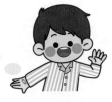

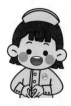

您做得非常好。接着跟我再做5~6次深呼吸。然后接下来的步骤也非常重要：深吸气，吸一大口，再屏气3~5秒，然后缓慢地经口将肺内气体呼出。再深吸一大口气屏气3~5秒，身体稍稍往前倾，做咳嗽的动作，咳嗽的同时用手按压上腹部，帮助痰液更好地咳出。

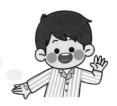

好像确实效果不错，而且这样感觉也不用花很大力气了。

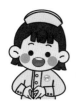

对的，正确的方法会事半功倍的，还有一点就是如果您觉得伤口疼不敢用力的话，可以让家属帮忙用手轻轻捂在伤口两侧的位置，也会好一些。

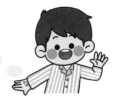

这下子解决伤口疼不敢咳的问题了。

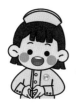

唐先生，在身体允许的情况下一定要多咳嗽，这样可以预防肺部感染，促进肺复张。

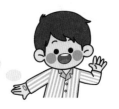

好的，我记住了，谢谢石护士。

……未完待续……请听下回分解……

知识点小回顾

　　由于麻醉插管、术后疲乏、高龄等原因，患者会出现咳嗽反射减弱、咳嗽无力等症状。食管癌术后患者应克服因为牵拉伤口、刺激胸膜导致疼痛等难题，在护理人员的正确指导下进行有效咳嗽。

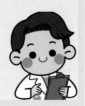

食管癌术后声音嘶哑怎么办

唐先生回到病房后，唐太太发现他说话的声音不太对，有些嘶哑，这是怎么一回事呢？

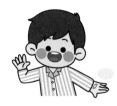

老伴，你扶我起来坐会儿，老躺着不太舒服。

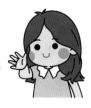

老唐，你这声音怎么回事啊？

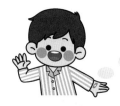

你这么一说好像是有点嘶哑啊，刚发现这个问题。

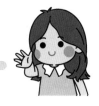

哎呀，这是怎么回事啊，我去问问石护士吧。

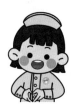

唐先生出现声音嘶哑的原因可能有两种：一种可能是肿瘤侵犯了喉返神经；第二种可能是手术的时候碰到了喉返神经，喉返神经水肿了，也会出现声音嘶哑的现象。

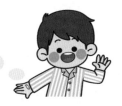

石护士，什么是喉返神经？

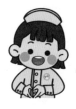

喉返神经分为左喉返神经和右喉返神经，它的生理作用是支配声带运动，是喉肌的主要运动神经。损伤或者水肿后会导致损伤侧声带外展以及内收功能受损，而出现声音嘶哑或者咳痰费力，影响术后咳嗽、排痰功能。还有患者表现为术后经口饮水或进食流质时容易呛咳。

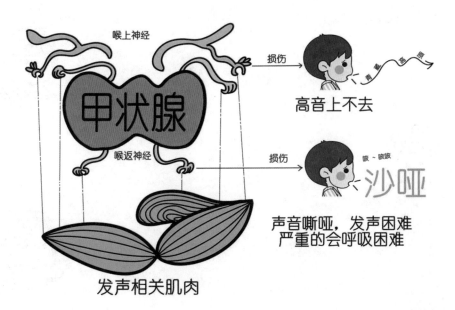

喉上神经

甲状腺

喉返神经

发声相关肌肉

损伤 → 高音上不去

损伤 → 沙哑
声音嘶哑，发声困难
严重的会呼吸困难

那我这个多久能恢复啊？

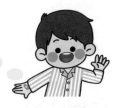

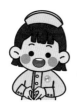

每个人情况不一样。一般喉返神经的恢复期和神经损伤的程度跟个人体质密切相关。我们首先要做好自身心理建设，要有恢复的信心。同时要更加关注咳嗽、咳痰，保持无痰液蓄积，以及预防呛咳，积极配合医生的治疗工作，我相信唐先生会很快好起来的。

谢谢石护士，我对未来也非常乐观。

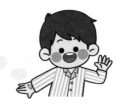

……未完待续……且听下回分解……

知识点小回顾

食管癌术后在一段时间内声带异常属于正常现象，手术过程中对咽喉部位摩擦或者喉返神经受损都会导致发声出现异常。要避免烟、酒等对喉部的刺激；食物可以做得酥烂一些、方便吞咽；做好个人防护，防止病毒感染。

28 食管癌术后会出现哪些并发症

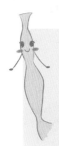

我是"小食"，做食管手术会对主人的身体造成较大的创伤，而在手术之后也可能会出现一些并发症。今天就带你了解一下手术后会有哪些并发症。

1. 吻合口瘘

吻合口瘘是食管癌术后常见的并发症，也是手术后最严重的并发症之一，通常会在术后第 2 ~ 8 天出现，对于吻合口瘘的预防，在围术期要做好防护措施。同时，在身体允许的情况下，对食管进行更大范围的病变部位切除，并在颈部吻合，这样能够有效降低严重吻合口瘘的发生率。

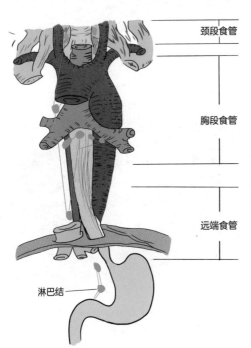

颈段食管

胸段食管

远端食管

淋巴结

2. 喉返神经损伤

喉返神经旁淋巴结是食管癌最容易发生转移的淋巴结，也是医生在进行食管癌手术时清扫淋巴结的重点。喉返神经旁淋巴结清扫彻底可以降低食管癌术后局部复发率，提高患者术后生存率和分期准确性，但同时，由于手术操作的原因，也会造成术后喉返神经损伤的风险。但好在大部分损伤都是暂时性的，主人因为喉返神经损伤导致的声音嘶哑基本会在 3 ~ 6 个月后有所改善。

3. 吻合口狭窄

手术后，如果吻合口直径小于 1 cm，主人会有不同程度的吞咽困难。手术导致的吻合口狭窄一般发生在术后 2 ~ 3 周，可以通过内镜及影像学方法进行确诊，如果明确是狭窄，可以对食管进行扩张，大多都是可以治愈的。

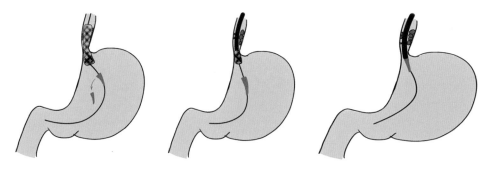

4. 肺部感染

手术后，由于卧床时间久，或既往有长期吸烟史，或痰液黏稠等使排痰困难，容易让肺部发生分泌物潴留，造成痰液堵塞支气管。如果是手术前就有慢性肺部病变，术后肺部发生感染的概率也会比较高。所以在手术后，可以采取半卧位，掌握有效的咳嗽、咳痰方法，正确练习深慢呼吸，可以有效预防肺部发生术后感染。

知识点小回顾

食管癌术后并发症大部分是可防可治的，因此，我们需要建立良好的生活习惯，掌握术后有效咳嗽及深呼吸的方法，保持呼吸道通畅，加强营养，树立战胜疾病的信心，即使术后存在并发症，也要积极配合。

29 食管癌术后怎么制作匀浆膳

唐先生食管癌术后1周了，今天李医生查房跟唐先生唐太太说："你们可以自制匀浆制剂，采用鼻饲管或造瘘管输注，以增加营养摄入。"唐太太就问了："什么是匀浆制剂啊？怎么做匀浆制剂呢？"下面石护士将为唐太太详细介绍如何制作匀浆膳！

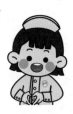

匀浆膳是一种根据病情配制成糊状的平衡饮食，可以经管饲，也可经口进食。其营养成分需经肠道的消化才可被人体吸收、利用，没有肠梗阻、消化道出血或肠道疾病的食管癌患者可以通过这种方式保持营养均衡。

为什么要用这种匀浆膳呢？我们在家里做一些像粥、面条这种普通的、软一点的食物不行吗？

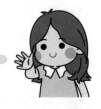

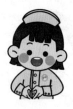

对于吞咽困难甚至无法进食的患者来说，制作匀浆膳是补充营养的途径之一。家里的面条、粥等营养成分不全面，且难以通过鼻饲的方式为患者补充营养。除此之外，临床上常见的成品肠内营养制剂口感并不像食物那么容易被大多数人接受，这时就需要用到低成本、营养均衡的流质饮食——匀浆膳。

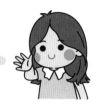

这个匀浆膳有什么独特的优点吗?

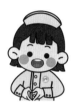

自制匀浆膳的独特优点在于: 三大营养素及液体量明确; 可根据实际情况调整营养素成分; 价格实惠、制备方便灵活; 患者耐受性好。

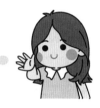

除了这些优点以外, 这个自制匀浆膳有没有什么缺点?

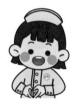

缺点也是有的哦, 比如说自制匀浆膳能量密度低; 维生素和矿物质含量被破坏; 保质期比较短; 黏度较高, 不易通过细孔径喂养管等。

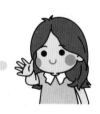

这个匀浆膳我可以买现成的吗? 我担心太复杂我做不来。

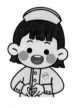

匀浆制剂一般包括商品匀浆和自制匀浆两类。商品匀浆一般为无菌、即用的均质液体或营养粉, 其成分明确, 可通过细孔径鼻饲管, 使用较为方便, 缺点是营养成分不易调整, 价格较高。唐太太你放心, 自己做不需要复杂的食材和流程, 下面我会和你慢慢讲的哦。

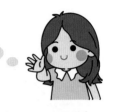

好的，石护士，那自己做这个匀浆膳需要准备哪些材料呢？

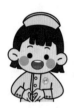

自制匀浆由多种食物混合、研磨后制成，每日食谱中应包括米/面主食、肉类、奶、蛋、豆、菜、油、盐等，在保证每日所需各种营养素摄入量的同时，注意营养素的食物来源及其比例。使用时可以和买好的营养制剂混合在一起同时给予，为患者全面补充多种营养成分。下面是我们医院的营养师为唐先生模拟的一日食谱，您可以参考哦。

一日匀浆膳参考食谱

餐 次	食物种类	备 注
6:00 第一次	杂粮 50 g，青菜 100 g，鸡蛋 1 个，豆腐千张 25 g，糖 10 g，油 5 g	
8:00 第二次	杂粮 50 g，西兰花 100 g，鸡胸肉 50 g，油 5 g	总能量：2 087 kcal
10:00 第三次	面条 50 g，基围虾 100 g，青菜 100 g，茄子 100 g，	蛋白质：100 g
12:00 第四次	大米 50 g，瘦猪肉 50 g，莴笋 100 g，香菇 25 g，豆角 100 g，糖 15 g，油 5 g	脂肪：50 g
14:00 第五次	香蕉加胡萝卜汁（香蕉 200 g，胡萝卜 50 g）	碳水化合物：321 g
15:30 第六次	大米 25 g，瘦猪肉 50 g，卷心菜 100 g，油 5 g	全天植物油不超过 25 g，盐不超过 6 g，糖不超过 50 g
17:00 第七次	酸奶 150ml，糖 15 g	
19:00 第八次	大米 25 g，鸡胸肉 50 g，丝瓜 100 g，香干 30 g，油 5 g	

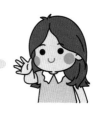

哇，石护士，你们想得可真周到！那这些食材具体的制作方法你能和我讲一下吗？

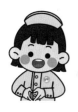

第一步：按照食谱准备一餐的食材，洗净后去骨、去刺、切成小块。

第二步：把蔬菜、鱼肉蛋类、主食、豆制品全部烧熟煮透（可以加适量的油和盐）。

第三步：将每餐煮熟的食材全部混合，加入适量的水，全放入破壁机中，打成无颗粒状糊即可。

第四步：全部食材打成匀浆后，盛放在消毒过的容器中，密封。注意在打入营养管前要稀释到合适稠度，以方便注入营养管内，以免发生堵管。

总结：食物洗净切小块→称量→煮烂→装入破壁机→加水至需要量→加食盐、植物油→破壁机捣煮均匀（无颗粒）→装至保鲜盒放入冰箱备用。

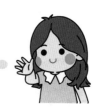

听了以上介绍，非常感谢您！但是，我又担心自己初次制作，弄不好会影响匀浆膳的质量，造成不良后果。

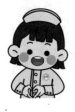

唐太太，您不要担心，我和您讲一下自制匀浆膳的注意事项：

（1）食物先煮熟，所选食物均应先煮熟后再捣碎，因生品捣碎后再煮易凝结成块，不利于输注。若捣碎后仍显粗糙则要过筛。

（2）食物要新鲜，保证食物新鲜卫生，最好每餐烹制后立即食用（现配现用）。如放置几个小时则必须装于干净的瓶子中密封保存，再次食用时蒸煮 20 ～ 30 分钟，或者煮沸消毒降温后使用。配制好的食物匀浆存放不能超过 24 小时（建议分餐制作）。

好的，石护士，那我在给他使用的过程中还有什么需要注意的吗？

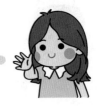

（1）每次开始前和结束后均需用 50 ml 的温开水冲洗管道，以保持管道通畅。

（2）喂食时患者采用坐位或床头抬高 30° ～ 45°，以减少食物反流。睡前 2 小时不要鼻饲。

（3）鼻饲结束后保持坐位或床头抬高 30° ～ 45°，时间 30 ～ 60 分种，利于食物消化。鼻饲后避免平躺、翻身或者拍背，防止体位过低导致食物反流入气管，发生呛咳、误吸，甚至窒息，睡觉时床头抬高 30° ～ 45°。

（4）用喂食针筒鼻饲食物匀浆时，应缓慢注入营养管内，温度以 38 ～ 40℃为宜。

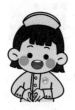

（5）食物匀浆的浓度要从小到大，以防止腹胀、腹泻等消化道症状出现。

（6）少量多餐，一天 6 ~ 8 次，每次 200 ml 左右，间隔时间 2 ~ 3 小时。如果有腹胀，可减少剂量，无腹胀则可以适量增加。

（7）注意喂养针筒、破壁机、搅拌器和盛放餐具的清洁与消毒。

谢谢您石护士,我一定按照要求去做!

……未完待续……请听下回分解……

知识点小回顾

自制匀浆膳是一种过渡饮食，应在临床营养师的指导下使用。长期单一使用会导致营养素缺乏及营养不良，因此除了自制匀浆膳以外，我们可以考虑搭配商品匀浆膳营养制剂，来提供精确的营养素水平，从而达到营养需求目标。

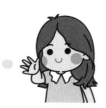

30 食管癌术后会有哪些营养风险

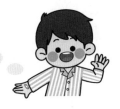

小石护士，我听说食管癌术后容易营养不良，具体是什么情况啊，你能和我详细说说吗？

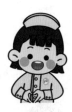

食管癌的发病隐匿且侵袭性强，大多数人在早期往往没有明显的症状，可能只在吞咽粗硬食物的时候偶尔感觉到不适，在进行到中晚期的时候才会出现进行性吞咽困难、胸骨后有异物感等症状，正是这样慢慢地进食减少而自身疾病又增加了能量的消耗，才会导致我们的患者出现了不同程度的营养不良，营养状况普遍较差。在遭遇了手术的巨大打击和术后禁食后，营养状况又会进一步恶化。

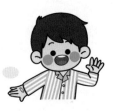

那么，我们要怎么去发现自身存在的营养风险呢？

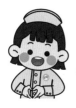

我们可以在腹部脐旁 1 cm 处，以拇指和食指相距 3 cm 并与皮肤表面垂直成 90°角，将皮脂层捏起，可使用皮褶计量器测量其厚度，从而掌握自己的皮下脂肪厚度。另外，我们也可以经常在镜子中观察对照自己的面颊、胸背、腹部、躯干和臀部的脂肪是否变薄或消失。

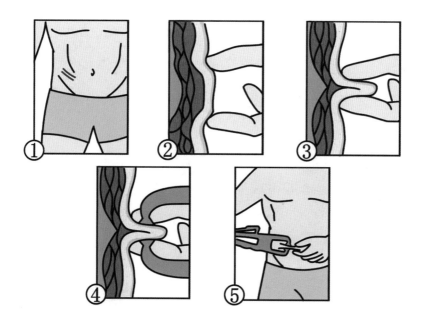

好的，但是这个方法还挺难的，有其他简单一些评估营养状况的方法吗？

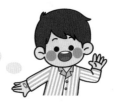

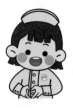

定时进行体重测量也是评估自己营养状况的重要方式，我们通常也会使用体质指数来体现食管癌患者术后胖瘦程度的改变，即体重指数＝体重（kg）÷身高（m）^{2}。当体重指数＜20.5 kg/m^{2}或1～3个月体重下降＞5%时，就需警惕我们的营养状况了，当体重指数＜18.5 kg/m^{2}时，就说明我们存在的营养风险较高。

另外，我们也要定时到医院抽血化验，因为血清实验室指标值中的血红蛋白、总蛋白、白蛋白、转铁蛋白、前白蛋白的数值也可直接反映出我们的营养状况，还有其他不明白的可以继续咨询李医生。

李医生，如果我发生营养不良，该如何解决呢？而且我担心没有办法正确判断自己是否存在营养不良？

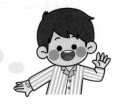

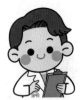

不用太担心，我们的医生和护士在手术之前，会使用专业的营养风险评分量表对患者进行术前营养评估筛查，从而及时发现存在营养风险的患者，在围术期对其进行有效的营养干预，在术前10～14天即开始营养支持治疗，术后继续坚持营养支持治疗7天以上。如果出现进食后呕吐、腹泻、经口进食量极少，或进食时存在呛咳、误吸，应给予高能量密度的流质或半流饮食，如经口进食不能满足营养需要，就要进行口服营养补充治疗了。

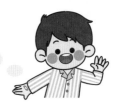

我明白了，那李医生，有没有什么办法可以尽量避免营养不良的发生呢？

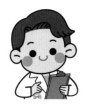

　　部分患者在手术前已经出现了营养不良的情况，或是存在营养不良的风险，可以在手术之前补充营养素。患者可以进食营养丰富、流食为主的营养素，比如富含膳食营养的商品化营养素制剂。如患者术前无法正常经口进食，可以遵医嘱给予肠内、肠外营养支持，改善术前营养状态。

　　患者在出院后仍然有营养不良的可能，如能经口进食，以流食或半流食为主，因此要少量多餐，还要根据自身情况给予增加口服营养补充制剂或特殊医学配方食品。糖尿病患者可以选择糖尿病型的特殊医学配方食品，肿瘤患者可以选择肿瘤型的特殊医学配方食品。这些特殊医学配方食物有鱼油等高密度营养素，可以保证患者的热量、蛋白质、维生素的摄入。

　　无法自行进食的患者，可以放置鼻空肠管或胃/空肠造瘘等，通过管饲肠内营养支持治疗，保证营养摄入、维持体重，以避免发生术后营养不良。

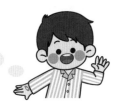

好的，谢谢李医生详细的回答，接下来我还有很长的路要走啊。

31

食管癌患者如何选择营养制剂

随着当前社会人们对于营养的关注，一些营养制剂逐渐走入人们的视线，网购平台上也有不少相关的产品。还有人称之为"奶粉"或"营养粉"。老唐在各种健康教育手册上看到这些营养制剂后也提出了这样的疑问："营养制剂跟奶粉很像，是不是就是奶粉呢？""这些营养制剂我可以吃吗？吃完对我的康复有好处吗？"带着这些问题，石护士来为大家详细介绍食管癌患者应该如何选择营养制剂。

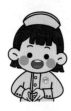

唐先生，面对市面上这么多五花八门的营养制剂，您是不是不知道自己该怎么选择了呢？

是的呀，市面上的营养制剂有很多，看得我眼花缭乱，我不知道这些营养制剂到底是什么，也不知道吃了这些对我的疾病恢复有什么作用，不知道要怎么选择了。

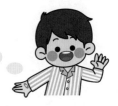

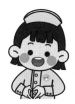

我们先来聊聊什么是营养制剂吧。营养制剂在临床上特指特殊医学用途配方食品，目的是满足进食受限、消化吸收障碍、代谢紊乱或者特定疾病状态人群对营养素或者膳食的特殊需要，是专门加工配制而成的配方食品。但是需要注意的是，该类产品必须在医生或临床营养师指导下单独食用或与其他食品配合食用。

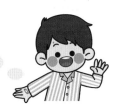

这些营养制剂也属于药品吗？
它们也是用来治病的吗？

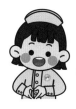

当食管癌患者无法进食普通食物或无法用日常膳食满足其营养需求时，营养制剂可以作为一种营养补充途径，起到营养支持的作用。但是一定要注意呦！此类食品不是药品，不能替代药物的治疗作用，不得声称对疾病具有预防和治疗功能。

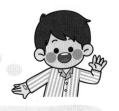

这些营养制剂的成分和功能都一样吗？应该有一些差别吧？

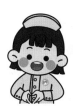

每种营养制剂都是有自己独特的成分和配方的，不同的营养制剂可以针对不同的疾病代谢特点有不同的配方，从而更好地适应特定疾病状态某一阶段的营养需要，为患者提供有针对性的营养支持。

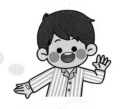

这么多的营养制剂是不是可以分为好多个类别呢？

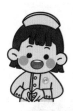

对的，唐先生，营养制剂主要分为三个类别：全营养配方食品、特定全营养配方食品、非全营养配方食品。

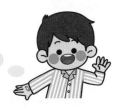

石护士，您能给我讲一下这三大类有什么区别吗？

简单来说，全营养配方食品、特定全营养配方食品都是营养素种类更齐全的营养制剂，包括碳水化合物、蛋白质、脂肪、维生素、矿物质、膳食纤维等，所以，营养制剂不是一般的"奶粉"，它是由多种营养成分经过一定的比例配方合成的营养食品。而非全营养配方食品，只能满足目标人群的部分营养需求，适用于需要补充单一或者部分营养素的人群，就是传说中的"缺什么，补什么"，但值得注意的是，这类特殊医学用途配方食品不可作为单独的营养来源！

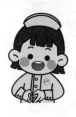

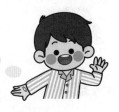

那既然这么多不同的种类，到底哪一种是适合我吃的呢？

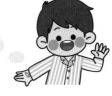

食管癌术后患者在疾病的不同阶段对营养制剂的需求是不同的。由于手术创伤，食管肿瘤患者术后首选高能量、高蛋白营养制剂，但若患者同时存在营养不良，则推荐使用特殊免疫营养制剂。但从整体来说，食管癌术后患者应该以全营养配方食品为主，但是部分患者如果在术后初期存在胃肠道功能较差的情况，最好选择非整蛋白型全营养制剂。随着疾病的恢复，患者胃肠道功能恢复正常，可以使用整蛋白型全营养制剂。如果您不清楚这两种制剂的区别可以看看下面的表格哦。

非整蛋白与整蛋白全营养制剂的优缺点对比

	非整蛋白型全营养制剂	整蛋白型全营养制剂
优点	营养全面，制剂中各类营养素含量基本可以满足膳食推荐量标准；无须消化即可直接吸收或接近直接吸收；成分明确；几乎不含有残渣；不含有乳糖	营养全面；大分子，接近人体渗透压，等渗；口感好，价格相对便宜
缺点	渗透压相对较高，容易产生渗透性腹泻；没有或仅有轻度刺激肠黏膜增殖的作用；口感较差，更适合管饲患者；费用较高	不适合胃肠道消化吸收功能受损的患者

好的，我明白了，谢谢石护士！

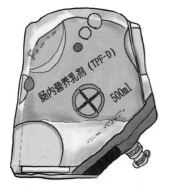

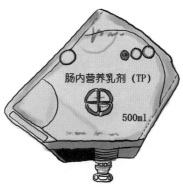

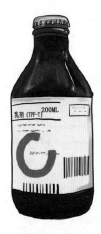

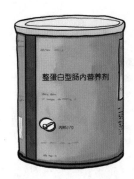

······未完待续······请听下回分解······

知识点小回顾

　　我国上市的营养制剂种类繁多，不同制剂从组成特点、营养成分含量到提供的能量各有不同，如何对品目繁多的营养制剂进行合理选择和疗效评价，已经成为临床医务人员必须考虑的问题。

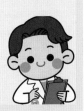

食管癌术后管饲营养怎么做

32

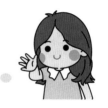

石护士，老唐马上就要出院了，术后需要管饲，感觉这个很复杂，你可以和我们详细讲讲管饲营养的方法吗？

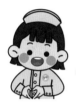

　　在输注营养液时，可以让患者应采取半卧位的姿势，床头抬高 30°~45°。清洁双手后，采用一次性输液器，通过鼻胃管的输入孔输注肠内营养液。在灌注前，需要用温开水 20 ml 脉冲法冲洗管道。使用加热器持续加热营养液泵管，温度 38~42℃，避免冷刺激肠蠕动，引起腹痛、腹泻等胃肠道反应。将营养液匀速灌入胃肠道内，灌注速度控制在每小时 30~60 ml。观察有无呛咳、误吸，以及腹胀、腹泻、腹痛等胃肠道不适症状，如果出现胃肠道不适，可减慢营养液灌注速度。适应后，灌注速度每小时递增 20 ml，最大灌注速度一般不超过每小时 125 ml。

　　管饲饮食滴注完成后用温开水或生理盐水冲管腔，鼻饲完成后保持半卧位 30 分钟。一般术后第 2 天，可予生理盐水 250 ml 灌注，而后输注肠内营养液，逐渐增加到全量，根据体重计算液体量及能量，每日 1 000~1 500 ml，一般不超过 2 000 ml。肠内营养液除标准的肠内营养乳剂外，还可以加入常用家庭流质饮食等。

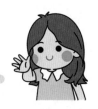

内容有点多，您可以和我们讲讲重点问题吗？

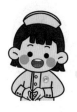

共有 7 个方面需要注意，分别是：

（1）营养液现配现用，所有配制用具均需消毒灭菌后使用。已配制好的营养液应放在 2～8℃的冰箱内保存，防止被细菌污染，应保证于 24 小时内用完，防止放置时间过长而变质。

（2）肠内营养液鼻饲及经造瘘口注入时温度要适宜，一般为 38~42℃。过烫可能灼伤胃肠道，过冷易引起腹痛、腹泻。

（3）肠内营养液输入前后都应用温开水或生理盐水冲洗管腔，以防食物积滞管腔而腐败变质。

（4）营养液的输注应遵循循序渐进的原则，速度由慢到快，输注量由少到多，配制浓度应由小到大，逐步增加，待患者耐受后，再稳定用量和速度。管饲膳食停用时需逐渐减量，骤停易引起低血糖反应。

（5）滴注或推注过程中应观察患者有无恶心、呕吐、腹胀、腹泻等症状，并及时查明原因，按需要调整速度、温度，反应严重者可暂停。

（6）使用鼻饲管营养，需保证一定的营养需求，保证热量供应及蛋白总量。其间应定期检查血糖、血尿素氮、电解质、肝功能等指标，观察尿量、排便次数及性状，并记录体重，做好营养评估。

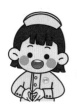

（7）使用黏度比较高、透气性好的胶带妥善固定营养管，鼻部注意涂抹油膏，保持鼻腔润滑，防止鼻黏膜损伤。固定营养管的胶布要定期检查及更换，防止因汗液浸润致管路滑脱。

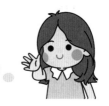

非常感谢石护士耐心细致的讲解，如果我们遇到营养管堵塞又该怎么做呢？

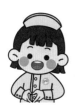

首先，我们要检查管道及接头，检查肠内营养管是否受压、扭曲、折叠、滑脱；检查营养管接头处，看有无尚未冲洗干净的残留物，如有残留物，用浸水纱布包裹导管前端，多次旋转摩擦清洗前端。

其次，冲管处理，采用 40~42℃温开水，脉冲式冲管，静待半小时后，如果不通畅可重复冲洗。若连续输注，需每 4 小时冲洗一次管道。

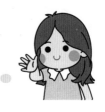

那脉冲冲管又该怎么做呢？

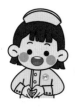

以手掌大鱼际为着力点，每推注 3~5 ml，暂停 1 s，再推注 3~5 ml，如此反复进行。具体步骤是：一推、二抽、三推注、四等待、五重复。

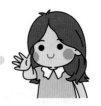

好的，我明白了，我听隔壁床复诊的患者说他们之前在家管饲的时候发生了不良反应，如果我们也遇到了不良反应该怎么应对呢？

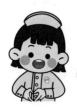

可能会有以下几种情况，我分别仔细跟你讲解。

（1）腹泻：可能与初次鼻饲、自行配制的营养液渗透压过高或温度过低有关，可以通过调整营养液配方、注入适宜温度的营养液等方法解决。若患者使用自行配制营养液后持续腹泻，可遵医嘱加用益生菌调节肠道菌群。

（2）恶心、呕吐：减慢营养液的注入速度、换用低脂配方、减少营养液剂量等方法，如有必要可使用促胃肠动力药物。

（3）便秘：应用含膳食纤维的配方，可通过鼻饲管多食用蔬菜泥、水果泥等。

（4）误吸：管饲过程中注意监测患者有无误吸，若发生误吸，立即予床边摄片，胸部X线可见斑片状阴影。嘱患者端坐位或抬高床头，并鼓励患者吐出口中异物，予吸痰等处理。

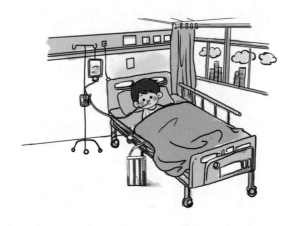

术后腹胀——怎么一吃就饱啊

"我吃饱了，你吃吧。"老唐说。"你这才吃了多少就饱了？再吃点吧，你这两天都吃得少。"唐太太一脸担心地说。"我真吃饱了，还能骗你不成，但是我也奇怪，自从做完手术，感觉吃一点东西就饱了。"唐先生说道。"这可不行，我看你最近不只是吃得少，你还有点拉肚子，一会儿等医生来了问问医生，看看需不需要吃点药什么的。"唐太太说完，就把唐先生剩下的多半碗饭收拾走了。过了半个小时，医生来了。

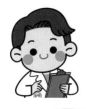

唐先生，今天感觉怎么样，有什么不舒服的吗？

医生，您来得正好，刚刚还说要去找您咨询呢，老唐最近总是吃得特别少，一吃就饱了，和以前饭量差了好多，而且还有点拉肚子，您看这是什么原因啊？

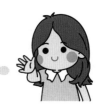

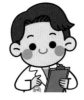

别担心，食管癌术后出现腹泻、腹胀、便秘这三种情况都是正常的。由于手术的需要，患者的胃变小了，也就是会出现一吃就饱的现象，术中指挥正常肠蠕动和胆囊收缩的神经被切断了，就会导致腹泻，这都是正常的，不必过于担心。

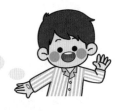

哦哦，那就好，那怎样才能减轻这种症状呢？

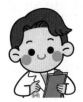

术后早期出现腹泻时，不建议过量补充营养，至少不要进食脂肪含量过高的食物，当然也可以进食一些帮助消化的药物，比如多酶片等。如果腹胀的话，可以少量多餐，多进行餐后活动。可从进食半流质饮食开始，如藕粉、蒸蛋、麦片粥、大米粥、烂糊面等，逐渐由稀变稠，食量逐渐增加。同时唐先生一定要避免刺激性食物与碳酸饮料，避免进食过快、过量，以及硬质或大块的食物，质硬的药片可碾碎后服用，也可以脐周为轴心按摩腹部，或按揉足三里等穴位，以减轻腹胀。

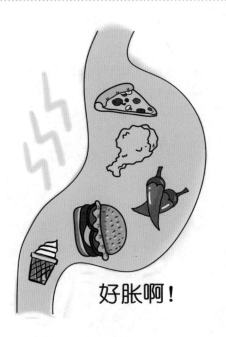

好胀啊！

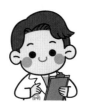

我看您目前没有出现便秘的情况，如果便秘也是正常的。安排规律进食的时间，在饮食中要注意补充水分和膳食纤维，然后每天保持一定的活动量，也可每天早晚做腹部的按摩，促进肠道蠕动，逐步养成定时排便的习惯，还可以准备开塞露以便在排便困难时使用。

唉，听您说完放心多了。听到了吗？老唐，按照医生说的做哈！

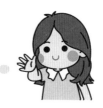

其实有的患者对肿瘤病情过于焦虑了，有时候紧张、抑郁的情绪，也可导致胃肠道功能紊乱。唐太太您平时多陪唐先生说说话，让他开心点，调整心理状态，避免不良情绪影响术后胃肠道功能的恢复。

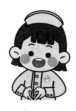

好嘞，那我知道了，谢谢你们啊！

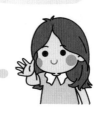

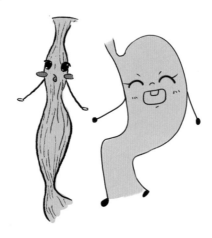

知识点回顾

患者首先需要了解的是：您的胃变小了。由于手术的需要，您的胃变成了一根宽 4～6 cm 的管道，手术医生用它来代替被切除的食管。所以手术后胃口变小是正常的。同时，患者也需要掌握进食的基本原则——少量多餐，餐后适当活动。可从进食半流质饮食开始，如藕粉、蒸蛋、麦片粥、大米粥、烂糊面等，逐渐由稀变稠，食量逐渐增加。避免刺激性食物与碳酸饮料，避免进食过快、过量，以及硬质或大块的食物，质硬的药片可碾碎后服用。人的胃就像弹簧，轻轻拉长是可以弹回去的，但是如果拉得过长则无法恢复。所以不宜一餐进食过多，如胃被撑得过大，将导致"胃瘫"，即胃失去了收缩蠕动的能力，大量食物积聚在胃内，无法继续进食。一旦发生"胃瘫"，很难治疗，所以尽可能少食多餐来避免它的发生。如发生腹胀，也不要过于紧张，可以增加下床活动的时间。也可以脐周为轴心，按摩腹部或按揉足三里等穴位，以减轻腹胀。

食管癌术后为什么体重会下降

　　唐先生完成食管癌手术 2 周多了，在医生、护士们的精心照料下，在营养师的关心指导下，唐先生恢复良好，准备出院。出院前，他看见护士小石推着体重秤走进病室为新入院的患者测体重，于是也称了一下自己的体重。称完一看，发现自己的体重足足比手术前减少了 3.2 千克！唐先生纳闷了，我手术后输了这么多天的补液，每天都挂两大瓶的营养液，为什么体重不升反而降低呢？带着疑问，唐先生找到石护士寻求答案。

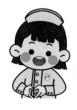

　　老唐，恭喜你啊，伤口恢复得不错，过几天就可以出院了。

　　石护士，我刚刚称了下体重，我现在竟然比刚住院的时候足足瘦了 3 千克，我每天输这么多的营养液怎么体重还掉了这么多呢？再这样下去我就要营养不良了！

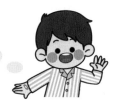

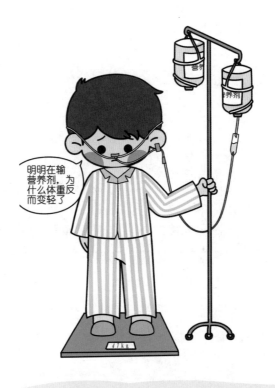

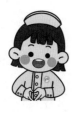

食管癌患者体重下降、营养不良的发生原因及机制很复杂，主要包括肿瘤本身的因素以及治疗相关因素。肿瘤本身的因素又分为局部因素和全身因素。局部因素包括食管肿瘤引起的吞咽梗阻、吞咽疼痛、胃食管反流、呛咳等；全身因素则包括肿瘤引起的厌食、早饱、基础代谢率增加以及葡萄糖、蛋白质、脂肪代谢紊乱等。

我现在营养跟不上的话肯定恢复得很慢的，石护士你能根据我现在的情况帮我分析下我体重下降的具体原因吗？

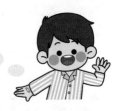

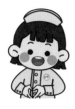

第一个原因就是术后饮食功能降低，在做完食管癌手术后，您会存在吞咽困难、进食困难、食欲减退和味觉问题等，进而导致进食量减少、营养摄入不足。

第二个原因是术后应激反应，术后由于手术损伤、切口瘢痕、术后不良反应 (咳嗽、吞咽困难、声音沙哑) 等都会在出院后引起明显的应激反应，从而导致分解代谢和能量消耗增加，以及严重的睡眠障碍和消化功能下降。

第三个原因是肠道激素分泌紊乱，食管癌患者胃饥饿素分泌严重减少，导致食管切除术后食欲严重下降，食物摄入量减少。

原来有这么多的因素会造成体重下降，石护士我该怎么办呢？

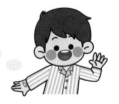

老唐你别着急，随着肠外肠内营养支持技术的不断进步，我们对于食管癌患者的营养支持手段日益增多。我们会根据你的健康状况制定动态的营养支持方案的。

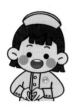

那我回家以后可怎么办？

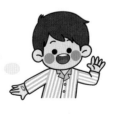

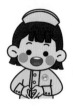

您回家后我们会帮助您选择合适的营养制剂，另外还会教你们制作匀浆膳，唐先生您一定要有信心，有什么问题都可以随时问我们的。

好的，谢谢石护士，我一定会按照制定好的方案好好配合，争取早日回到原来的健康体重！

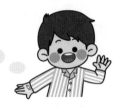

……未完待续……请听下回分解……

知识点小回顾

食管癌患者在术前由于进食困难和疾病消耗等原因，往往处于营养不良的状态。而食管癌术后须禁食，同时术后处于应激的高分解状态，此时的营养供给对于维持患者脏器功能、促进患者伤口愈合和疾病恢复有重要的意义。

手术做完了，回家应该注意些什么

病房里，做完食管癌手术即将出院的唐先生和唐太太愁云满面，"老伴，这可怎么办啊，手术是做好了，但出院回家后应该注意点什么，我们也不知道，哎……""是的呢，李医生早上正好要来查房，到时候我们问问他。"

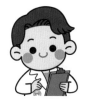

唐先生,您现在感觉怎么样？

李医生，您刚好来查房了，我有点事想请教您，食管癌手术后的生存率高吗？

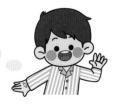

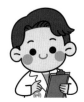

唐先生，我们要客观地看待疾病，食管癌并非不治之症，通过积极治疗是有希望治愈或者延长生存时间的，所以要积极配合医护人员的治疗。

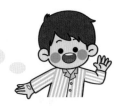

李医生，那我以后回家
应该注意点什么呢？

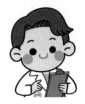

由于食管癌患者体内蛋白质分解高，合成
代谢功能降低，营养失衡，对蛋白质需求量增加，
故应保证患者每日摄入的总热量，蛋白质也应
以优质蛋白为主。等会我们经验丰富的石护士
会来跟您详细解说的。

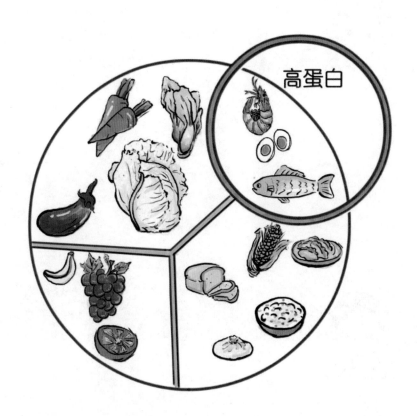

李医生，我们出院以后还要定期来医院吗？后面还需要做检查吗？

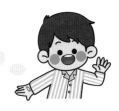

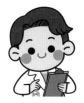

定期复查，坚持治疗：加强自我观察，定期拍胸片，钡餐检查。如再次出现吞咽困难，可能为吻合口狭窄，应及时就诊。

李医生，我们回家后需要一直躺在床上休息吗？

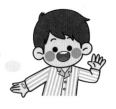

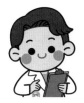

食管癌手术创伤较大，术后患者体质较弱，出院后要注意天气变化，预防感冒。营造安静舒适的环境，保证充足的睡眠。生活要有规律，保持大便通畅。劳逸结合，适当进行体育锻炼，如打太极拳、练保健操等，也可以尝试节奏舒缓的广场舞，但要注意人员密集度和训练频次等，避免过劳。

好的，谢谢李医生。

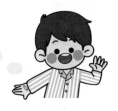

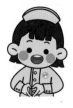

唐先生，我来给您讲一下食管癌患者术后应该吃什么。

患者的食物结构应品种多、花样新、结构合理。在制作食谱时，要尽可能做到：清淡和高营养、优质量相结合，质软、易消化和富含维生素相结合，新鲜和寒热温平味相结合。根据患者的需要，营养素要适量、齐全，除充足优质的蛋白质摄入外，一般应以低脂肪、适量碳水化合物为主。注意补充维生素、无机盐，同时减少粗纤维食物摄入，以免对吻合口造成摩擦，导致吻合口瘘发生。

好的，谢谢石护士，请问这些食物在烹饪时有什么需要注意的吗？

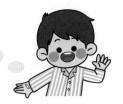

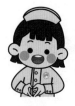

对于能进食的患者，饭前要尽量避免油烟味等不良刺激。在食物的选择、制作上，应创造食物良好的感观性状，在色、香、味、形上下功夫，尽可能满足患者的口味、爱好和习惯，增进患者的食欲。此外，应注意保持良好的饮食习惯，少食多餐，避免过甜、过咸、过烫，餐后站立或坐半小时后才可躺下，裤带不可过紧，以免影响胃排空。

还有非常重要的一点是戒烟、戒酒，嗜好吸烟、长期饮酒是诱发食管癌的高危因素，唐先生回家可千万不要再碰这些了哦。

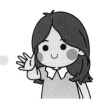

谢谢石护士，回家我一定监督他。

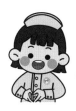

回家还是要注意有什么不适的地方，同时每天记录体温、血压等，叮嘱唐先生按时服药，如果有不舒服要及时到医院进一步检查。

好的，我们记住了，谢谢李医生和石护士，刚刚你们说的，我都用本子记下了，回去一定参照实施。

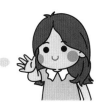

……未完待续……请听下回分解……

知识点小回顾

食管癌术后患者要增强自我管理意识，加强对自身功能锻炼、饮食、休息等多方面的重视，特别是在饮食方面要摄入充足、优质的蛋白质以促进伤口恢复，同时减少粗纤维食物摄入，避免发生吻合口瘘。

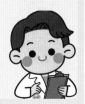

36 食管癌术后复查建议

在主治医生李医生的建议下，唐先生接受了食管癌手术。

因为唐先生发现得早，所以手术进行得也很成功，经过一段时间的治疗和恢复，唐先生已经可以出院了。

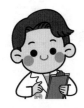

今天出院啦，但是出院并不是治疗的结束，院外的康复和后续治疗仍然重要哦。

好的医生，还有什么需要注意的吗？

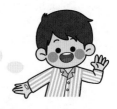

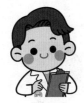

出院后鼻饲以及鼻饲方面的要求都已经告诉过你了，要按照医护人员说的去做。另外，您还要保持心情愉悦，养成良好的生活习惯。

谢谢医生，我会按照医嘱精心照顾他的。

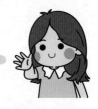

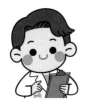

唐先生你还需要密切留意自身的病情变化，定期到医院复查。

I. 食管癌手术后为什么要定期复查？

唐先生对于李医生的叮嘱不是很理解，表示自己已经康复了，身体状况也很好，为什么还要复查呢？

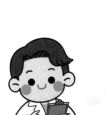

（1）食管癌治疗原则是以手术治疗为主的综合性治疗，手术是食管癌治疗的首选。患者一经确诊，身体条件允许即应采取手术治疗。手术是多数食管癌患者治疗的第一步，也是最重要的一步，经过手术治疗，大部分食管癌患者可以获得临床治愈，并长期生存。

（2）食管癌患者要想获得最佳治疗效果，除了早发现、早诊断和早治疗外，很重要的一条就是复查，及时发现肿瘤术后转移、复发或其他情况，及时正确处理。

（3）从患者角度来讲，出院并不是治疗的结束，院外的康复和后续治疗仍然重要。从医生角度讲，复查是观察手术治疗效果的重要方法，有助于及时发现患者的病情变化。

听了医生的解释后，唐先生才意识到定期复查的重要性，表示自己会定期复查。

2. 多久复查一次？

唐先生又向李医生咨询，自己需要多久过来复查一次呢？

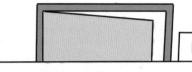

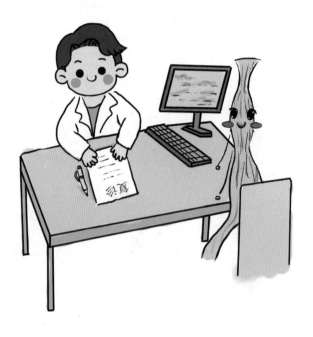

门诊室

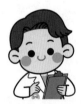

食管癌术后易复发的高峰时段是术后 2 年以内，约 80% 的患者在术后此时间段内复发。因此，食管癌术后 2 年内的复查最为关键；此外，术后的定期复查至少要持续 5 年。

复查间隔：术后 2 年内，每 3 个月复查一次；术后 2～5 年，每半年复查一次；术后 5 年以上，每年复查一次。

如患者有任何不适情况，可随时复查，不必严格按照上述时间。如果术后一直没有出现特殊情况，那么定期复查可以按照主诊医师的嘱咐进行。

听完医生的话，唐先生当即掏出了手机在备忘录上记录下来，并且在日历上把定期复查的时间做了标记，以此来提醒自己定期过来复查。

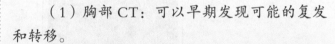

Sun	Mon	Tue	Wed	Thur	Fri	Sat
				1	2	3
4	5	6	7	8	9	10
11	12	13	14	15	16	17
18	19	20	21	22	23	2
25复查	26	27	28	29	30	

3. 复查时需要做哪些检查？

唐先生紧接着问李医生，过来复查时需要做哪些检查呢？

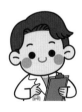

（1）胸部 CT：可以早期发现可能的复发和转移。

（2）肿瘤标志物测定：CEA(癌胚抗原)、SCC(鳞癌相关抗原)、CA19-9(糖类肿瘤标志之一) 等。

（3）腹部 B 超：主要检查肝、脾、肾、肾上腺和腹腔内淋巴结有否转移，若有可疑，再做腹部增强 CT。

（4）上消化道钡餐或碘造影：上消化道造影可以观察术后吻合口有无狭窄或瘘口，指导后续饮食方案。

（5）骨扫描：如有骨痛，特别是进行性加剧或伴有压痛，则有骨转移可能，可先做骨扫描，以了解全身骨情况，再选择重要部位进行 CT 或磁共振检查，以进一步证实。

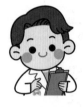

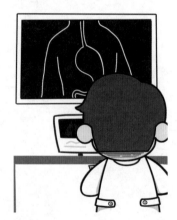

（6）食管镜或胃镜：根据病情需要采用，无特殊情况，一般一年检查一次。

（7）PET-CT检查、循环肿瘤细胞检测、循环肿瘤DNA检测：根据病情需要酌情选择。

（8）同时患者及家属应密切注意患者病情变化，如吞咽情况，有没有声嘶、咳嗽、胸痛，食欲和体重的变化等，应及时详细地向医生说明患者近期情况。

听到医生说后续定期复查还需要做这么多检查，唐先生不禁心有余悸，对复查的事情更加重视了，毕竟身体是自己的，一定要照顾好自己的身体。

4.复查时要准备哪些资料？

此时医生还提醒唐先生，复查的时候一定要把资料准备齐全，这样有利于医生对病情的把控和及时发现病情的变化。

（1）完整的住院病历资料：特别是出院诊断证明、术后病理报告。

（2）既往复查的结果。

（3）术前及术后的CT片子。

（4）医院就诊卡。

术后吞咽不畅——为什么咽不下东西

"老伴，这都做完手术很久了，我这两天又突然感觉咽不下去东西了。"老唐看着眼前的早饭难受地对唐太太说，"哎呦，你可别吓我，这不应该啊，一会吃完早饭我再带你去医院看一下。"唐太太一脸担心地对唐先生说，唐先生也没吃几口，就和唐太太动身前往医院了。

医生，我这都术后出院好一段时间了，最近两天感觉吃东西的时候咽不下去，我这是不是手术失败啊？还是又复发了？

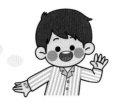

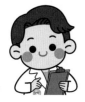

您别担心，我先问您几个问题，您是最近两天才出现这个情况的吗？持续多久了呢？除了吞咽困难还有没有别的症状？

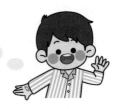

我就是这两天才有这个感觉的，以前一直没有过，这两天咽不下东西，也没吃什么，体重都轻了不少，除了这个问题，也没什么其他症状。

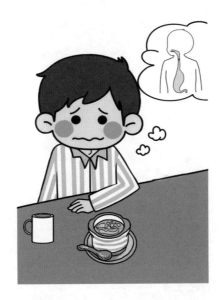

医生啊，我先生的病严重吗？要不要住院治疗啊？他在家什么东西也不吃，这时间长了身体怎么受得了啊！

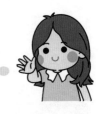

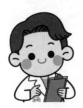

您别担心，唐先生并不是手术失败或者复发导致的吞咽困难。吞咽困难是食管癌术后最主要的临床表现，主要由术后吻合口狭窄引起，我们只要积极配合治疗，会康复的。

听您这么说我就放心了，具体怎么治疗呢？

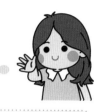

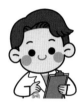

这种情况需要多次治疗。如果唐先生目前症状较轻，可避免全流质或半流质饮食，每日三餐都要吃固体的食物。但如果目前症状严重，无法正常吞咽进食，那就需要在内镜或介入下行食管球囊扩张术或食管支架置入术了。

好，好，我听医生的。

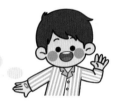

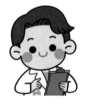

请放心，放松心情，注意饮食，积极配合治疗，很快就会痊愈的。

知识点小回顾

吞咽困难是食管癌术后吻合口狭窄最主要的临床表现，也是多数患者再次就诊的原因。良性吻合口狭窄是食管癌根治术后最常见的近期并发症之一，多由局部炎症或瘢痕形成所致，常发生于术后1年内，其发生率在10%~40%。有研究提示以下因素与食管癌术后发生吻合口狭窄有关：①术后发生吻合口瘘；②患者合并心血管疾病；③颈部吻合比胸内吻合更易发生吻合口狭窄；④胃代食管比结肠代食管术后发生吻合口狭窄的比例高；⑤外科吻合技术。

术后腹泻便秘反流——为什么总是不舒服

"哎呦，哎呦，快快快，你用完厕所没？我肚子疼，得赶紧上个厕所"，老唐在厕所门外焦急地走来走去。"不是，我说老唐你这两天怎么回事，怎么总肚子疼啊，我俩吃的都一样，应该不会吃坏啊，菜都是我每天去菜市场新买的，洗得可干净了。"唐太太疑惑地对老唐说。"唉，我也不知道这是怎么回事，这两天总是莫名其妙地拉肚子，一会你带我去医院问问大夫吧，总这样下去也不行啊。"老唐说。"好，一会我们就去！"

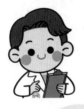

唐先生，您今天感觉有什么不舒服吗？

医生，是这样的，我不久前刚做了食管癌手术，手术很成功，但是这两天在家就总是拉肚子，也没吃什么不干净的东西，您帮忙看看是怎么回事。

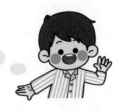

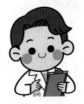

唐先生，您别担心，食管癌术后出现腹泻的症状是很正常的，主要是因为手术时切断了部分神经，您最近有吃过高脂肪含量的东西吗？

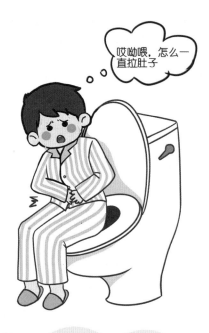

哎呦喂，怎么一直拉肚子

医生您这么一说我想起来了，前几天喝了排骨汤，这两天也喝了点鸡汤。

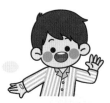

是啊，我想着老唐刚做完手术，身体虚，就给他炖了点滋补的汤，是有什么问题吗？

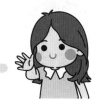

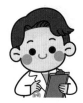

这就对了，食管术后腹泻常见的原因就是进食高脂肪的食物，在术后早期不建议过量补充营养，至少不要进食脂肪含量过高的食物。可以先服用一些帮助消化的药物，例如多酶片等，减少腹泻发生。不过请放心，这都是很正常的术后现象，及时调整饮食结构，很快就会康复的。

脂肪含量	动物性食物 >> 植物性食物	
高	梅菜扣肉	五香花生
	烤鸭	卤水黄豆
	红烧肉	西芹腐竹
	酸辣肥肠	卤香干
	咸蛋	油豆腐大白菜
	萝卜牛腩	小炒有机花菜
	咖喱鸡块	剁椒芋头
低	清蒸鱼	土豆丝

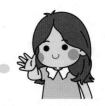

哦哦，我明白啦。

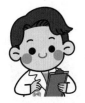

还需要提醒你们的一点就是注意另一种情况，也就是便秘。平时安排规律进食的时间，在饮食中注意补充水分和膳食纤维，每天保持一定的活动量，也可早晚做腹部的按摩，促进肠道蠕动，逐步养成定时排便的习惯。此外，家中也可备开塞露，遇到排便困难时使用。

谢谢医生，我大概清楚了，但我还有一个问题，就是晚上经常睡不着，老是泛酸水，这和我吃的东西有关系吗？

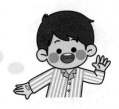

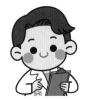

　　唐先生放心，这是术后正常的现象，叫作食管反流，针对这种情况，可以每日少食多餐，减少食物在胃内滞留的时间。饭后活动半小时以上，可以加快食物排空，然后也不要有弯腰、低头的动作，这样可以减轻食管反流的症状。虽然唐先生现在做完手术不久，身体还比较虚弱，但是在饭后两小时内还是不要躺在床上，睡前 3 小时也尽量不要再吃东西了，睡觉的时候也把枕头垫高一点，使头部尽量高于胸腔。

好的，谢谢您，医生。

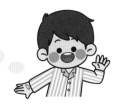

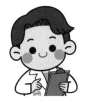

　　您客气了，刚刚我讲的关于预防术后腹泻、便秘、反流的相关注意事项，我会再给您一个纸质宣教单，方便你们回去再复习。

　　太感谢您了，给我们讲得这么细致，老唐一定会早点康复的。

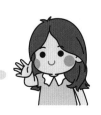

39

术后便便为什么突然"摆脸色"

"老伴，这可怎么办，我早上醒来上厕所冲马桶的时候发现大便是黑色的，是我吃坏什么东西了，还是我的手术出问题了，这可怎么办呀！"唐先生晨起后发现自己黑便满脸惊恐，脸上愁云密布，唐太太放下手中的活，赶快小碎步赶来，看到这个情景也十分紧张，但是害怕唐先生着急，安慰道："老伴你别急，有可能是我昨天晚上做菜的时候酱油放多了，我们这就去医院。"唐先生起身收拾东西准备去医院，边收拾还在念叨："我这食管癌手术刚做完两周，这要是出了问题可怎么办，哎……"

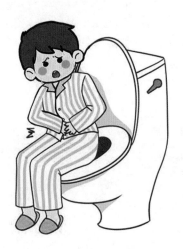

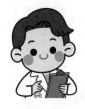

老唐，你的表情看起来很紧张，怎么了？

李医生，今天早上我如厕后发现大便是黑色的，我老伴说可能是她昨晚上烧菜的时候酱油放多了，您能帮我检查一下这到底是什么原因吗？

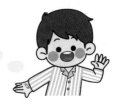

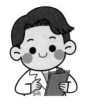

做菜多放酱油是不会引起黑便的，正常情况下，人的大便颜色是黄色的，或者是浅褐色的，如果出现明显黑便，通常是不正常的现象。

李医生，您刚刚说的"黑便"到底是什么意思？

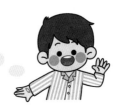

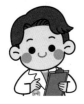

"黑便"顾名思义，指粪便颜色明显加深，呈暗红色或黑色，由于这种粪便颜色深，且常附有黏液而发亮，外观酷似柏油，又称"柏油便"。

李医生，黑便是由什么原因引起的？我先生这种情况严重吗？

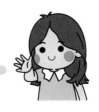

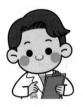

出现黑便通常意味着消化道中有少量出血，一般不会直接威胁生命，我们后续会为您进行详细的检查以确定您的出血部位，并对症治疗的，您不要过于担心。

好的，谢谢李医生。因为我两周前刚刚做了食管癌切除术，这两种疾病之间会不会有什么联系？现在出现这种黑便会不会对我之前的疾病有不好的影响？

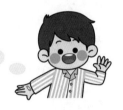

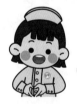

唐先生，我来给您讲一下黑便的危害。首先，食管癌患者出现拉黑便意味着有出血，可能是食管癌肿块引起少量出血，如果长时间出血可能会导致血液中的红细胞丢失过多引起贫血，从而影响患者的治疗效果。

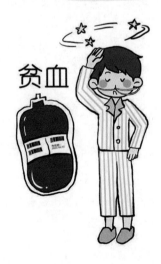

贫血

其次，食管癌患者拉黑便是癌肿破裂出血的表现，可能是大出血的前兆。如果不及时处理，可能会出现大出血，血液不仅会从肠道排出，还可能呕吐出来。出现快速而大量的出血则会导致失血性休克甚至死亡。

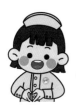

还有，细菌在血液中的繁殖速度比较快，反复出血会增加细菌感染的风险。一旦患者发生严重出血，应尽早采取止血治疗。

好的，谢谢小石护士。听您说了上面这么多的情况，我好担心我的身体，我会发生上面这些列举的情况吗？

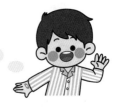

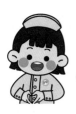

唐先生，您不要紧张，根据目前情况来看，您的出血量不是很多，您发现得比较早，也及时来医院检查了，这种做法非常正确，我们会在系统检查后为您进行对症治疗，您不必太担心。

唐先生在老伴的陪伴下完成了各项门诊检查，检查报告单提示唐先生出血量较少，加上黑便发现较早、就诊及时，不会影响治疗效果。听完医务人员的讲解后，唐先生放松了些许。

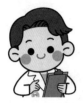

唐先生，您现在的情况目前来看是相对比较乐观的，您食管癌肿部位出血量不是很多，血常规检查报告提示也没有发生贫血和感染，您发现黑便比较早，就医比较及时。

听到您这么说，我就放心多了，那后续要吃药吗？

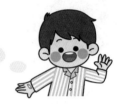

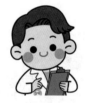

我会根据您的检查报告并结合您的病情开药，您遵医嘱按时服药、定期复查就可以的。

好的，那我们回家后要注意些什么？我们回去之后除了吃药，其他的具体要怎么做？

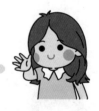

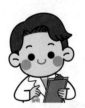

唐太太，您回去以后要尽可能地让唐先生保持情绪稳定，要注意保暖，多休息，避免劳累。在饮食上要多吃一些温和、绵软的食物，避免吃一些生冷、辛辣、刺激性比较强的食物。

嗯嗯，我们记住了，那我们怎么才能判断老唐的病情有没有加重或者改善呢？

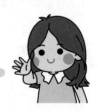

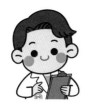

回家之后您要帮助唐先生多观察黑便的颜色、量、性状、次数等，还要记录除了黑便外有没有其他异常不舒服的状况，同时记录体温、血压等，叮嘱唐先生按时服药，如果有不舒服，及时到医院检查。

好的，我们记住了，谢谢李医生和石护士，我们回去一定按照这些好好去做。

……未完待续……请听下回分解……

知识点小回顾

食管癌术后患者如出现黑便，可能是食管癌肿块引起出血，长时间出血可能会引起贫血，从而影响患者的治疗效果。若得不到及时处理，可能会出现大出血，严重者甚至导致失血性休克，因此患者出现黑便应及时就诊。

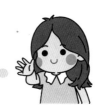

40

小食姑娘的术后防复发之路

唐先生和唐太太通过电视、微信公众号等方式了解到食管癌术后有较高的复发风险，"老伴，我这好不容易熬过了开刀这道'鬼门关'，万一复发了可怎么办，这要是复发了是不是会更严重啊？""老唐，你别着急，虽说手术之后有复发的风险，我们一直都听从李医生和石护士的指导，这次我们复查时好好检查下，按照医生给我们制定的治疗方案，一定可以康复的，你别太担心。"带着疑问，唐先生和唐太太两人来到门诊进行复查和咨询。

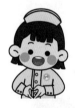

唐先生，您好啊，术后恢复得不错，今天来复查吗？

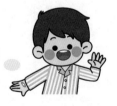

石护士，你好，我今天是来复查的，还想咨询一些手术后的问题。

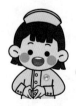

唐先生，您还有什么疑问，看我能不能帮您解答。

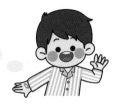

食管癌做了手术是不是就好了？还会有复发的可能吗？

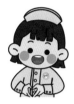

食管癌术后是有复发可能性的，但如果在日常生活中能够做好相应预防措施，也可以有效预防。

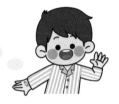

石护士，在平时生活中，我需要注意些什么呢？

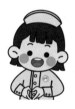

不要紧张，听我慢慢给您讲。首先是饮食方面，一定要荤素合理搭配，不能挑食，确保营养均衡；吃东西的时候还要注意细嚼慢咽，避免对还没有愈合好的伤口造成进一步损害。

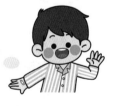

好的，石护士，那除了饮食还有其他方面要注意吗？

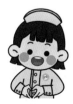

其他方面主要就是要保持良好的生活习惯。首先，一定要戒烟忌酒；其次，就是要多休息，不能太劳累，但还要适当进行锻炼，散散步、打打拳什么的，做一些力所能及的家务都是可以的；还有就是要放松心情，保持积极乐观的心态，这对术后的恢复是很有利的哦。

谢谢石护士，现在我大概知道我以后要注意哪些了。那后面在配合治疗方面我需要注意什么？

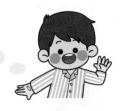

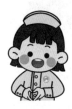

接下来一年内你要定期随访，每次复查，医生会给你开一些检查，如果在随访期间你有什么不舒服也要如实地告知我。不过不要太担心，大多数食管癌患者的症状会在术后 6 个月内趋于平稳，最终逐渐消失。

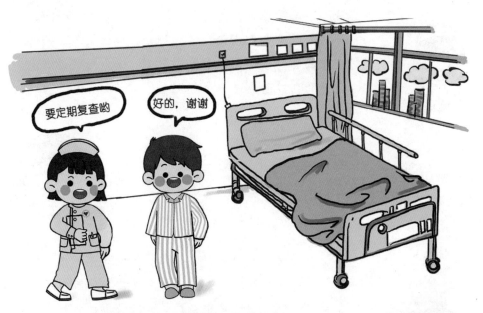

要定期复查哟

好的，谢谢

好的，我知道了，请问后续治疗是要放化疗吗？

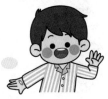

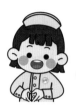

是的，唐先生，不过我要提前和您讲，放疗过程中可能会有不良反应发生，比如，局部放疗的皮肤会灼痛、发炎等，还有化疗时白细胞、红细胞会降低，人比较难受，这些都需要你自己克服和承担的，你要有心理准备啊。

好的，我明白了。

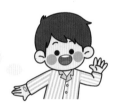

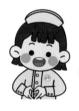

随访时应重视识别高危复发信号，早期发现复发对于后续随访以及治疗非常重要，可以提高5年生存率，提高生活质量，促进疾病恢复。

好的石护士，真是太谢谢您了，感谢您的耐心解答！

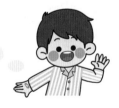

知识点小回顾

在临床中对于高风险患者应加强监控，及早预防，减少复发。食管癌术后主要是进行必要的辅助放化疗，合理饮食，做好定期复查，评估患者病情变化。积极的术后随访可降低复发的概率、有效延长患者的无病生存期，提高患者生存率。

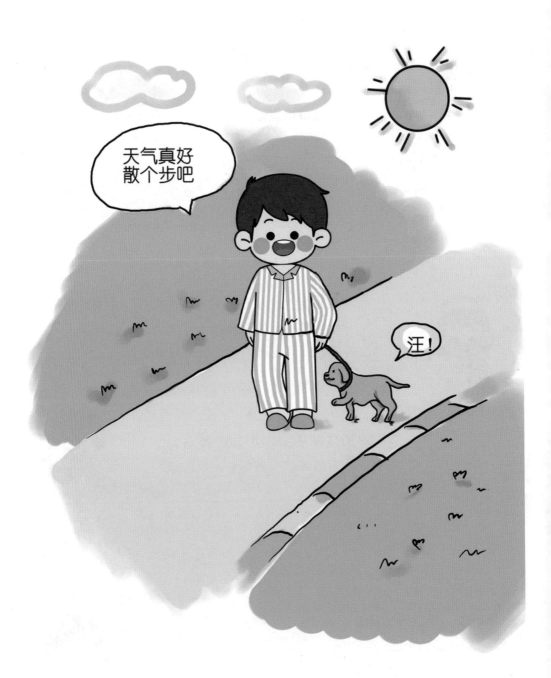

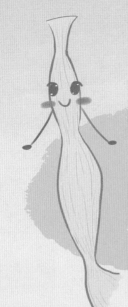

辅助治疗篇

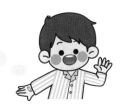

食管癌的多学科联合治疗

李医生，我还有一个问题。我看挂号的时候有个多学科门诊，这个是什么意思？

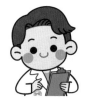

多学科联合治疗（multi-disciplinary team, MDT）理解起来其实很简单，就是把多个科室联合起来一起解决问题。

您能再详细讲讲吗？

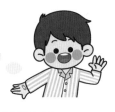

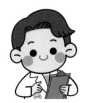

因为肿瘤的发病机制复杂，病变累及多个器官，传统的专科化治疗模式已经无法满足其预防和治疗的需求，MDT 就逐渐成为肿瘤诊疗的新趋势。MDT 以患者为中心，通过组织相关学科专家对患者病情进行讨论，从而制定出科学、合理、规范的治疗方案。

食管癌的 MDT 一般指胸外科、消化内科、放化疗科、头颈外科等科室共同为患者制定综合诊疗方案。例如，咽-食管交界处的肿瘤需要胸外科及头颈外科的医生，共同参与胸腔镜下咽-食管交界处全喉咽食管切除术。

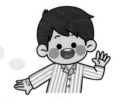

这听着好高大上啊!

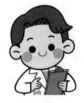

　　总的来说,就是各个相关科室的医护人员集思广益,更好地帮助患者治疗。

　　那天我在电视上面还听到了新辅助放化疗,这又是什么新东西呢?

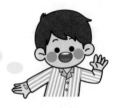

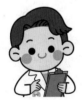

　　放化疗是我们熟知的治疗方法,因为它们是辅助手术出现的,所以原来也把它们叫作辅助放化疗。新辅助的"新"就是我们可以把放化疗的顺序放在手术之前。近些年来已有许多研究证明,相比单纯行手术切除或术后辅助治疗,术前新辅助放化疗可以提高患者的生存获益,它在可手术局部晚期食管癌治疗中的效果非常好。

　　如果我要做新辅助放化疗的话,多久之后才能手术呢?

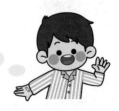

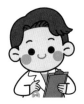

一般来说，食管癌新辅助放化疗与手术间隔时间设定在4~6周，也有可能是6~8周。有研究表明，新辅助放化疗间隔5~8周后再手术会让患者有良好的生存结局和不良反应控制。但在临床实践中，也会有部分患者因需从放化疗不良反应中恢复而推迟手术时间。

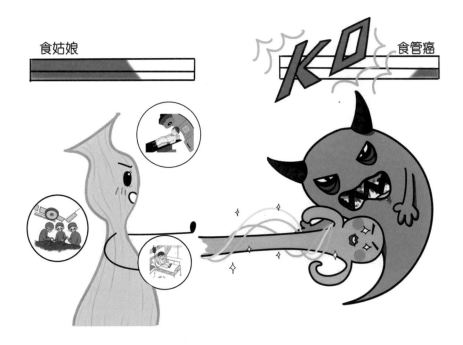

42

什么是"新辅助治疗"

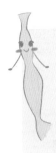

大家好！我是"小食"。在主人的身体里，我的体形像个滑梯。表面特别光滑，每天从上面滑下去的都是主人喜欢吃的食物。有鸡肉、牛肉、海鲜，还有蔬菜、水果等。这些食物从主人的口腔进入，然后通过我进入主人的胃，为主人提供营养及能量。可是最近我遇到了烦恼，在我的体内，来了一位大魔王，也就是医学上称的食管癌。它嵌顿在"滑梯"上，自此，食物们的滑行通道不再通畅，主人的营养输送也因此减少，从此开始逐渐消瘦。我非常苦恼，希望有人能帮我战胜大魔王……

正当我迷茫苦恼的时候，耳边传来食管外科李医生的声音，我隐隐约约听到一个专业词汇——"新辅助治疗"，听上去好高大上呀，虽然不懂，但我仿佛看到了希望……

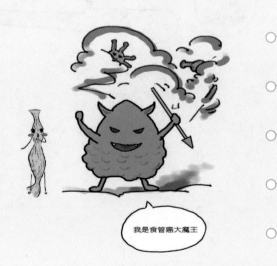

我是食管癌大魔王

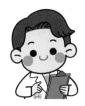

唐先生，我刚刚检查过了，您的食管里确实有一个 2 mm×3 mm 左右的肿瘤。手术切除是最佳根治方案，但是这样创伤很大，会影响到食管的功能恢复。

那怎么办？不能马上手术吗？还有什么其他办法吗？这病把我害惨了。我本来体重有 75 千克，现在不到 65 千克，本来每天胃口很好，现在吃啥啥不香，连吃一个鸡蛋都要花半小时细嚼慢咽，实在是吃不消啊。

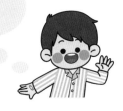

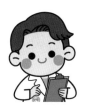

唐先生，你看，肿块的位置处于左支气管交叉部位，比较尴尬，如果直接手术，极大可能会损伤气管，风险较大。我建议先进行新辅助治疗，评估后再择期手术，以缩小手术范围，从而最大限度地保存相关器官的功能。

这个新辅助治疗是咋回事？你看我越来越瘦，晚上也睡不好觉。我太太非常着急，平时我的饮食起居都是她关心着。现在看我吃得越来越少，吃一顿饭痛苦万分，她也很难受……

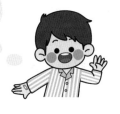

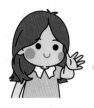

这一个月来，我每天看着我先生吃不下、睡不好，特别难受，不知哭了多少回了。刚刚听李医生说有一个什么新疗法，我有点困惑。我从来没听说过这样的新技术呀，会不会延误手术时机呀？

唐太太，您不用太担心，这个新辅助治疗简单说就是术前的辅助治疗，因为比较新，所以又称为新辅助治疗，比如放疗、化疗、免疫治疗和靶向治疗等。主要目的是消除可能存在的微转移病灶；同时了解治疗前后病灶的大小，通过综合评估唐先生的身体耐受度，优化手术方案及保存食管功能。今天出院的老周，就是做完新辅助治疗发现病灶大大缩小，评估后再进行根治手术的，他术后恢复得非常好，现在已能正常进食。

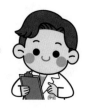

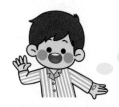

是吗？我明白了，对于这个病，我们就听李医生的建议，先进行新辅助治疗吧。

谢谢李医生耐心细致的讲解，让我们夫妇明白其中的好处，我们肯定全力配合医生护士完成这些治疗。

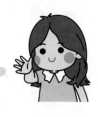

知识点小回顾

　　单纯手术治疗中晚期食管癌患者的 5 年生存率不足 30%，术前新辅助治疗已被美国国立综合癌症网络（NCCN）指南推荐为局部进展期食管癌的一线治疗选择，是一个缓冲时机，以最大限度保留功能的个体化治疗手段。同时，新辅助治疗的早期实施，可发现已存在微小转移灶而目前的检测手段未发现的实体瘤，来避免不必要的创伤大手术。

43

什么情况的食管癌患者适合新辅助治疗

在李医生的诊室里，唐先生满脸愁容，焦虑不安，急切地想了解更多食管癌治疗的相关知识。

医生，请问我这种食管疾病还能治吗，我好担心呀，每天茶饭不思，是不是没救了？

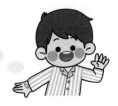

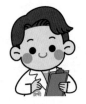

老唐，不要那么紧张。现在医疗水平不断提高，食管癌已有多种治疗方法，有手术治疗、放疗、化疗、免疫治疗，还有新辅助治疗等。

医生，您能再跟我讲讲新辅助治疗吗？

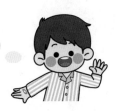

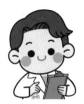

　　新辅助治疗也称为术前治疗或诱导治疗，就是为手术做准备的，可在一定程度上使瘤体缩小，然后再通过外科手术切除肿瘤，比起未经术前治疗的方法，新辅助治疗可以使手术切除得更干净，还可以把潜伏的癌细胞也消灭掉，降低术后复发、转移的比例。一般需在治疗结束4~8周后，等待局部组织水肿消退后再手术。

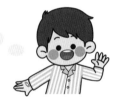

　　医生，是不是所有食管癌都可以进行新辅助治疗？

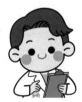

　　不是的。新辅助治疗适用于某些中期肿瘤患者，也就是指肿瘤比较大、伴有淋巴结转移、但没有出现远处转移的食管癌患者。早期肿瘤患者通过手术就可以治愈，没必要做新辅助治疗。而晚期肿瘤患者由于已经出现远处转移，失去了根治肿瘤的机会，新辅助治疗也就没有意义了。

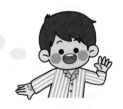

哦，医生，既然新辅助治疗那么好，我可以做吗？

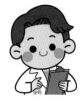

老唐，不要急，你先做检查，我会根据你的具体检查结果以及全身评估情况为你制定最合适的治疗方案的。

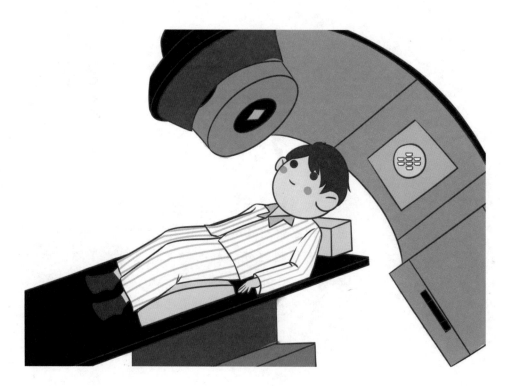

知识点小回顾

新辅助治疗也称术前治疗或诱导治疗，可及早消灭微小转移灶，提高肿瘤手术切除的可能性和完全切除率，还可为术后治疗提供可靠的个体化体内药敏试验结果。

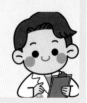

44

食管癌的中医中药治疗

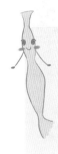

　　提到中医中药，很多人会觉得很玄幻，很神秘，像巫术一样，其实不然。中医中药讲究未病先治，是从根源上解决问题。在中医理论中，木、火、土、金、水分别代表了人体的肝、心、脾、肺、肾。现在的中医中药治疗可不单单只有苦药汤子，还有各种各样的片剂、丸剂、散剂、膏剂、注射剂……各种口味也应有尽有。此外，像针灸、耳穴、推拿、拔罐、刮痧、正骨等，都属于中医中药治疗的范畴。

人 体 五 行 图

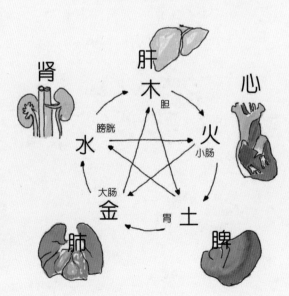

　　与西医治疗一样，中医中药治疗在治疗肿瘤方面也同样具有重要地位，可以贯穿肿瘤治疗的整个过程。当人体正气充沛、阴阳协调的时候，外界致病的邪气就不容易入侵，发生肿瘤的概率就会很小。相反，当人体正气不足、阴阳失调的时候，病邪就会在体内聚集，导致人体抵抗能力减弱，甚至会诱发肿瘤。所以，中医认为肿瘤的发生、发展是正邪关系变化导致机体失衡的结果。

　　此外，中医还强调辨证施治，讲究整体与局部治疗相结合，也能有效降低肿瘤复发及转移的概率！所以，千万不要等到西医治疗已经无能为力的时候，才去选择中医中药治疗噢。

　　说了这么多，你是不是也心动了呢？是不是觉得中医中药治疗的魅力也很大呢？那么，你想要深入了解中医中药治疗在什么时机下的治疗效果最好吗？下面，就请走进中医中药治疗的百科秘密世界，开启中医中药治疗的旅程吧。

45

什么时候可以采用中医中药治疗呢

"唐先生，您好！请问您是要办理住院吗？"这是唐先生做完食管手术后 1 个月，在爱人的搀扶下，手里拿着入院通知单，第一次来到中医科就诊。一旁的护士主动上前迎接并详细询问患者病史，测量生命体征，做好入院宣教，随后带领唐先生来到病房。

唐先生,您目前感觉怎么样呀?

护士啊，不瞒你说，我自从上次做好手术以后，到现在都没缓过来，感觉比较虚弱，吃东西也没有胃口，走路也没力气，最近 1 个月都瘦了 5 千克了，怎么办呀……

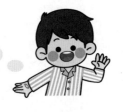

唐先生，不要着急，您这病是需要慢慢调理的。现在咱们做完手术才 1 个月，体质变差属于正常情况，我们可以通过中医中药治疗的方式来促进体力的恢复。

嗯嗯，我也是听朋友说，做完手术后，可以试试中医中药治疗，也不知道效果怎么样？

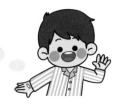

唐先生，您目前还处于早中期术后状态，建议您及早介入中医中药治疗的。我们科室也有很多像您一样的患者，采用中医中药治疗后的效果很不错，您有什么问题也可以问问医生。

噢噢，那跟西医相比，中医有什么优势吗？

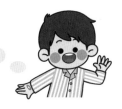

目前，西医仍是食管癌患者的主要治疗方式，但西医在治疗肿瘤时，通常会伴有术后并发症、放化疗毒副反应等，从而对患者生活质量造成影响。而中医在对抗这些不良反应时，具有增效减毒、改善患者临床症状及提升患者生活质量等优势。所以，建议在进行西医治疗的同时辅以中医治疗噢！

那我现在就可以进行中医中药治疗吗？

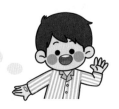

嗯嗯，当然可以。其实，您在患病的任何阶段都可以采用中医中药治疗，可以贯穿整个治疗全过程。

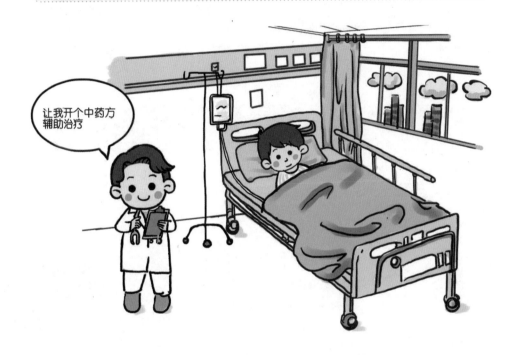

让我开个中药方辅助治疗

那到晚期发生转移也可以使用中医中药治疗吗？

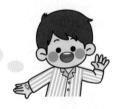

嗯嗯，是的。对于晚期转移已无法接受局部治疗或手术的肿瘤患者，中医运用全身整体治疗来纠正肿瘤患者的内环境失调，维持阴阳调和的人体内环境稳定，可以延长肿瘤患者生存期以及提高生活质量。所以，中医中药可以贯穿肿瘤治疗的全过程。

……未完待续……且听下回分解……

知识点小回顾

　　中医中药治疗时机：可贯穿整个治疗过程，包括手术前后、放化疗阶段及维持治疗期间。

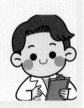

46 标本兼治——中西医结合论

罹患肿瘤后，应该选用中医还是西医呢？……关于这个问题，一直以来备受争议。不少患者存在这样的误区，认为患病后应该先选择西医，等西医治疗无效、走投无路的情况下再考虑中医。可事实果真如此吗？下面我们一起来一探究竟吧！

目前，关于肿瘤治疗，西医主要着眼于肿瘤本身，讲究治标为主，因病施治。常用的治疗方式有手术、放化疗、免疫及靶向治疗等，这些方式应用后均会损伤人体的正气，造成人体气血亏虚以及阴阳失调。而中医不仅着眼于肿瘤，更强调整体调整，讲究治本为主，追根溯源。中医五行学说认为，人体五脏系统与自然界同类事物之间，存在相互影响的关系，任何事物都是相生相克的。当我们运用西医的手段杀灭体内癌细胞的同时，正常的细胞也会被杀死，机体就会处于一种"失衡"的状态。所以，为了维持人体内环境的稳定，尽早消灭肿瘤，我们需要扶助正气、祛除病邪，在杀灭肿瘤细胞的同时，尽早联合中医中药治疗。

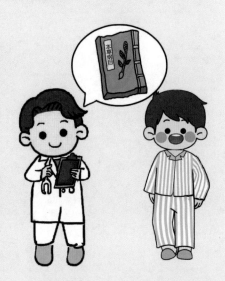

综上，中医、西医，如果能够结合，共同应对癌症，将起到1+1 > 2的效果，成为肿瘤患者最好的治疗方式！

中西结合，双剑合璧

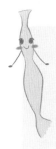

大家好！我是"小食"，最近我遇到了个难题，由于主人饮食习惯不佳，长期以来喜食火锅、辛辣及腌制的食物，导致我出现了问题，不能将食物正常运送到胃里。早期我只是接受不了粗硬的食物，现在我连让稀饭和水通过都存在困难了，每次只能一点点，多了就容易反流，哎……，只怪主人当时没有重视，等想到去医院检查时，医生说我已经处于食管癌的中晚期了，我现在就像被热水烫变形的瓶子一样，七扭八歪的……奈何病灶的位置长得不好，加上主人的身体状况，也不能耐受手术了。所以，医生建议只能选择同步放化疗。

当主人听从医生的建议，放化疗3个月以后，身体也开始出现了一系列问题……刚听隔壁床的病友说，可以找中医试试，虽然主人也不懂，但看到病友的精气神还不错，主人也决定去中医科看看。

唐先生,您好！请问有什么可以帮到您?

护士，您好！我每次做完治疗后，人都觉得很虚弱，没力气，该怎么办呢？

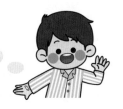

唐先生，对于您这种体质较弱的情况，建议可以先采取扶助正气为主、抗肿瘤为辅的方式来进行治疗。

噢，扶助正气？你的意思是需要喝中药吗？

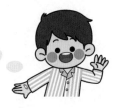

是的。通常，食管肿瘤的中医治疗主要以中药内服为主。当然，对于一些口服中药障碍的患者，也可以选择通过静脉输液的方式进行。

护士，那你可不可以让医生给我们多开点药，我先生自从生了这个毛病后，每天吃不下，睡不着，身体一天不如一天了，看着我都很心疼，也不知道该怎么进补……

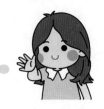

是药三分毒，药也不是吃得越多越好噢！过多服用药物也会对人的肝肾功能造成损害的。

那你可以让医生给我们开点跟 23 床患者一样的药吗？我看他吃了医生开的药，精气神都好了很多呢……

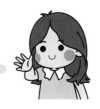

具体开什么药，得医生综合评估后才能决定噢。详细情况可以问问医生。

哦，医生，我可以吃点跟 23 床患者一样的药吗？

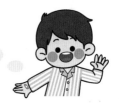

唐先生，是这样的。中医讲究辨证施治，一人一方。对于不同的症状应采用不同的治疗方式。所以，每个人的药方都不一样。如果您伴有乏力、食欲缺乏等症状，可以加用黄芪、党参等健脾益气；如果您出现口干伴潮热、盗汗等症状，可加用沙参、麦冬滋养阴津。

噢，对了，医生，那我先生用中药治疗，会不会对病情有影响呀？

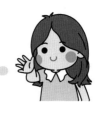

　　嗯，不会有影响的。西医讲究治标为主，长期的放化疗等会影响人体的正气，造成人体气血亏虚，从而导致邪气入侵。而配合中医中药治疗能起到增敏减毒、益气扶正、调理脾胃、减轻不良反应的作用。在肿瘤治疗期间要始终保护体内的正气，这样外界的邪气才不容易入侵你的身体噢。

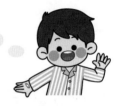

　　噢，好的，医生，我明白了。

　　对于肿瘤中晚期已经出现转移症状的患者，治疗的目标其实就是控制疾病的进展，此时可以联合中医治疗来适当减轻不良反应，延长患者的生存期，改善患者的生存质量。

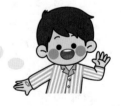

　　好的，谢谢医生给予我们耐心的解释，我们会积极配合治疗的。

……未完待续……且听下回分解……

知识点小回顾

　　食管癌在放化疗时，易产生消化道、肝肾功能损害及放射性损伤等一系列不良反应。中医药可以减少食管癌化疗患者的消化道反应，延长生存期，减少骨髓抑制的发生，同时在提高放疗患者的敏感性、减轻放射性损伤等方面具有独特的优势。

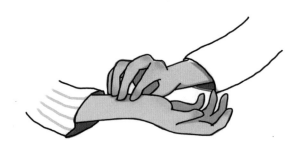

48

放疗后的护理——"大块头"有大智慧

"大块头"是一台放疗机器，由于体型大、能量足而得名。

"你问我有什么用处？哼哼，一旦我的主人发出指令，我的射线可以杀死或阻扰外来侵略者呢！"

"小食姑娘嘛？听说她最近遇到大麻烦了，有一群不速之客缠上了她。不过我可以帮助她，但是……"

"我可不是故意的，因为我的能量太强大，在对付侵略者的同时可能会对小食姑娘的好朋友们造成一些小伤害。可恶的侵略者也太狡猾了！必须要去提醒下小食姑娘，让她的主人留点心！"

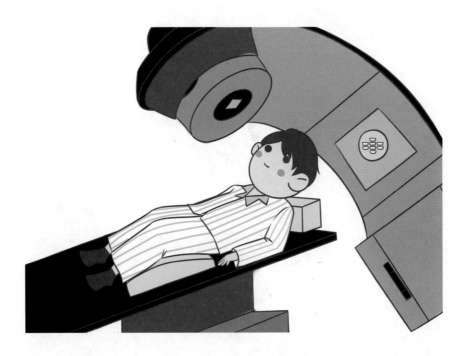

皮 肤 篇

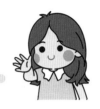

石护士，我发现老唐身上的红色十字线看不清了，这要紧吗？

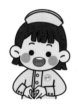

红色十字线一定要保护好，如果不小心洗掉不要自己动手画线，必须找医生重新勾画。

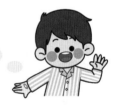

我昨天搓澡的时候太用力了，下次我会注意的。那在放疗期间，皮肤还有什么需要注意的吗？

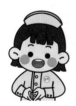

放疗期间一定要选择宽松、柔软、吸潮性强的丝棉织品内衣，又硬又高的衣领以及化纤内衣会摩擦我们的皮肤，造成局部皮肤的破损。洗澡必须用清水，肥皂、沐浴露等都不能用。天热时遮阳帽和遮阳伞用起来，抵挡紫外线、太阳光，还可以用温水和软毛巾轻轻蘸洗，吸干水分。切忌用手去剥或抓挠干燥的皮肤，以免损伤皮肤。

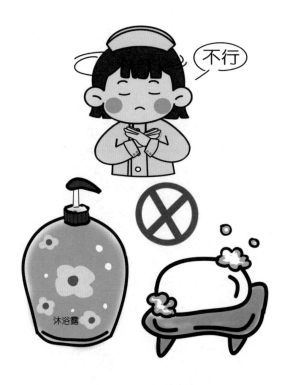

机 房 篇

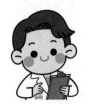

老唐,你脖子上戴的是金项链吗? 亮闪闪的。

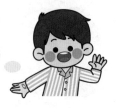

是的, 听说戴上有福气, 有什么问题吗?

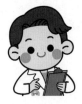

进入机房时不可携带手表、钢笔、项链、耳环、义齿、钥匙等金属物品。

好的好的，我知道了，我马上就取下来，还有什么别的需要注意的吗？

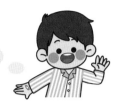

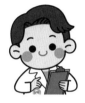

为了更精准地治疗，在放疗过程中要保持身体一动不动，放轻松，很快就结束了。

饮 食 篇

唐先生完成了第一次放疗，准备回病房……

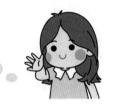

石护士，你好，我想问一下，老唐完成第一次放疗后，饮食上有什么需要注意的吗？

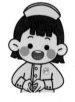

　　多吃瘦肉、鱼、虾、蛋、奶制品，这些食物含高热量、高蛋白、低脂肪、易消化吸收。注意还要多吃新鲜水果和蔬菜，蔬果中富含大量的维生素，可以有效提高身体免疫力，不仅能补充维生素，还可以滋阴润肺，达到止咳化痰的效果。

　　放疗后，食管比较脆弱，辛辣、刺激性以及过热、过硬的食物会伤害到她，要以软食为主。

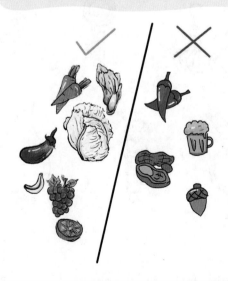

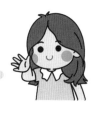

我明白啦,那饮水量有要求吗?

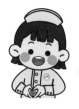

放疗结束后要多饮水,每天2 000 ~ 3 000 ml。

老唐,今天的任务还没完成!快来喝水!

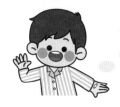

喝水使我快乐……

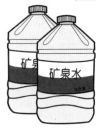

口 腔 篇

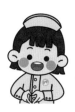

唐先生,回家后刷牙也要注意的,早晚用软毛牙刷和含氟的牙膏刷牙;每餐饭后要漱口,保持口腔清洁,清除口腔中的食物残渣及病菌,减轻口腔黏膜反应。

好的,我一定严格遵守,还让我太太来监督我。

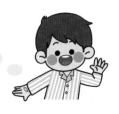

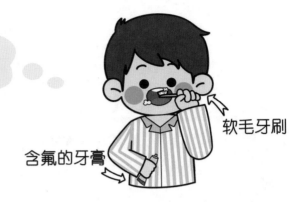

"牙齿白白，
身体倍儿棒！"

软毛牙刷

含氟的牙膏

小贴士：

（1）放疗没有痛感，有的只是恐惧，放松心态迎接吧。

（2）放疗的辐射对陪护家属没有伤害。

（3）放疗只是局部治疗，不会累及全身。

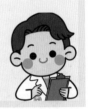

食管癌化疗后"中了这些招"怎么办

当患者出现食管癌的早期症状时，往往不典型，导致许多患者错过了最佳治疗时机，等到发现时基本已经到了中晚期。化疗是治疗食管癌的重要方法之一，但不良反应可能会使患者更加痛苦，影响治疗的效果。因此，应尽早干预和治疗，以提高患者的治疗依从性和配合度。

小石护士，我听家里的亲戚朋友们说，化疗会让人吃不下饭、睡不着觉，还大把大把地掉头发，这么多的不良反应，我怎么吃得消啊？

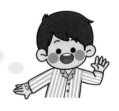

唐先生，化疗确实会产生各种反应，但是具体到每个人——根据所使用药物不同、治疗时长不同、每个人的体质不同，反应也会不尽相同。我简单跟您介绍一下化疗药物的常见不良反应及应对方法吧。

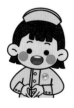

1.胃肠道反应（包括食欲不振、恶心呕吐、腹泻等）

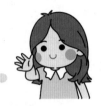

小石护士，听说化疗后不能吃鸡肉、牛肉、羊肉、海鲜，那我做什么给老唐吃呀？

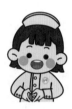

唐太太，您说的这些并没有科学依据。化疗后，早期2~3天建议清淡易消化饮食，多补充高维生素、富膳食纤维的食物，每日少量多餐，多食新鲜蔬果，多饮水，避免高糖、高脂肪、高胆固醇饮食，避免过烫、过硬、过油腻、过辣等刺激性食物。

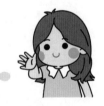

小石护士，那老唐什么时候可以正常饮食呢？

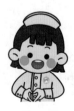

唐太太，等治疗结束后，唐先生的胃口会慢慢恢复正常，鱼虾、牛羊肉、鸡肉等都是可以吃的；我们还建议唐先生每天食用一些酸奶或益生菌，保证两便通畅；进食后稍坐或缓慢行走30分钟左右再平卧。

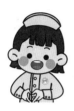

另外，唐太太，有些患者化疗后可能会出现腹泻，应注意避免进食寒凉和粗纤维丰富的食物，及时服用止泻药。腹泻超过每日5次或出现血性腹泻时应告诉医生，必要时停止化疗，并注意足量补液，纠正水电解质紊乱。

2. 口腔黏膜炎

小石护士，最近几天，不知道什么原因我嘴里特别痛，喝水都痛，我都不想吃东西了……

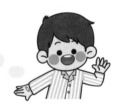

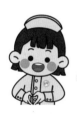

唐先生，您这是出现了口腔黏膜炎，是由于药物影响上皮细胞的正常更新和代谢引起的。建议您使用软毛牙刷，含氟牙膏，早晚2次刷牙；白天可用生理盐水漱口，至少6次/天，每次漱口时间至少1分钟。

3. 骨髓抑制与肝肾功能损害

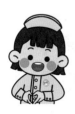

化疗后建议每周复查1~2次血常规，每月复查1次肝功能。若出现白细胞或中性粒细胞降低，应及时停药，给予对症升白细胞治疗，并视具体情况减量或延迟下一周期化疗。一旦出现肝功能异常，应当全面评估肝损程度，并予以保肝药物治疗；使用肾毒性药物时，应注意足量水化，且需要注意药物间的相互作用。

4. 神经系统毒性

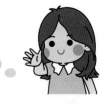

小石护士，我看到有些人化疗后一直戴副手套，这又是为什么呀？

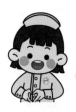

唐太太，那是因为有些化疗药物会导致神经毒性反应，出现四肢感觉迟钝，甚至麻木等。如使用奥沙利铂，应避免接触寒冷物品，并给予营养神经的药物。

5. 过敏反应

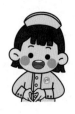

个别化疗药物在使用后易引起过敏反应，使用此类药物前应进行预处理；用药后2小时内密切观察，一旦出现过敏反应，应立即告知医护人员，进行对症处理。

6. 脱发

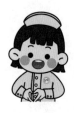

相比其他药物不良反应，脱发虽然会影响个人形象，但等到病情稳定、不再化疗时，它自然而然会再长出来。脱发期间，买顶好看的帽子或假发，都是不错的选择哦！

小石护士，你介绍得这么仔细，现在我对化疗后会出现的这些不良反应，好像没有之前那么担心，也能简单应对了，谢谢你哦！

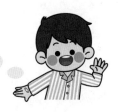

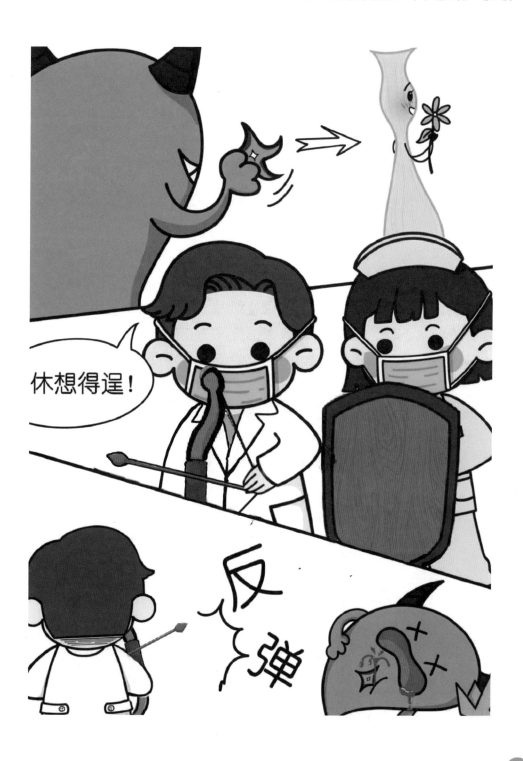

50

食管癌化疗后的护理

唐太太："老唐，快点走，我们抓紧去把住院手续办了。"

唐先生："我好不容易闯过了手术关，为什么又要让我去住院呢？"

唐太太："医生说了，你的手术范围比较大，又有淋巴结侵犯，所以需要化疗。老唐，你要听医生的话。"

唐先生："听说化疗副作用特别大，咱们小区那个老李头家的媳妇儿，听说化疗没几次，人都瘦得脱了形，吃不下饭，现在天天躺床上，都出不了门……"

……

那么关于化疗，我们到底需要做哪些自身准备？化疗后常见不良反应有哪些？一旦出现不良反应，又怎样预防和护理呢？

下面请小石护士给大家详细介绍一下吧。

恶心、呕吐（最常见）

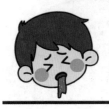

白细胞、血小板减少，贫血等

静脉炎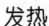

发热

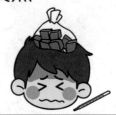

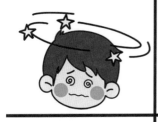

乏力、全身不适

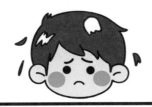

脱发

心脏反应
如窦性心动过速、心悸
表现为心慌、胸闷,胸部
不适
多发生于紫杉醇类药物化
疗后

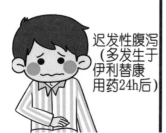

迟发性腹泻
(多发生于
伊利替康
用药24h后)

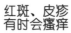

红斑、皮疹
有时会瘙痒

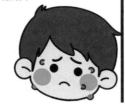

肾脏毒性,肾小管损伤
所以需要水化(多饮水,吊水)
和利尿
(多发生于铂类药物使用后)

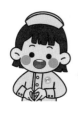

唐先生您好,根据医生的医嘱,明天您就要开始化疗了。

小石护士,我听家里的亲戚朋友说,化疗会让人吃不下饭、睡不着觉,还大把大把地掉头发,这么多的副作用,我怕我吃不消啊? 我一个邻居就是做了化疗,现在人瘦得脱了形……

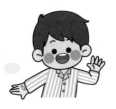

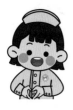

　　唐先生，化疗确实会产生各种不同的反应，但是具体到每个人——根据使用的药物不同、治疗时长不同，结合每个人的体质，反应也都不尽相同。最艰难的手术关您都闯过了，这次也一定可以顺利渡过化疗关的。

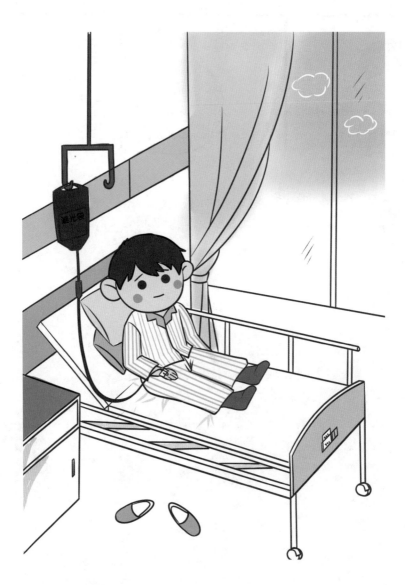

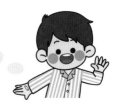

小石护士，那你赶紧给我太太好好讲讲化疗后的注意事项，平常都是她照顾我，在家我都听她的。

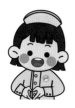

唐先生，你俩一起听着才好。医生给您制定的化疗方案是用紫杉醇＋顺铂。今天您可以正常进食，做好个人卫生，晚上早点休息。根据医生的方案，今天我们会发给您地塞米松口服，药片有点多，要记得按时服用哦，它能帮您减轻明天化疗的不良反应。

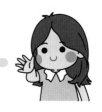

小石护士，听说化疗后不能吃鸡肉、牛肉、羊肉和海鲜，那我做什么给他吃呀？

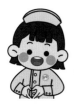

唐太太，您说的这些并没有科学依据。明天开始用药后，早期2~3天建议清淡饮食，因为唐先生会用到顺铂这个药物，容易引起化疗后恶心呕吐，建议早期饮食清淡、易消化，多补充高维生素、富含膳食纤维的食物，每日少量多餐，多食新鲜蔬果、多饮水，避免高糖、高脂肪、高胆固醇饮食，避免过烫、过硬、过油、过辣等刺激性食物；等到后期，胃口恢复正常，像鱼虾、牛羊肉、鸡肉等都是可以吃的；我们还建议老唐每日可食用一些酸奶或益生菌，保证两便通畅；进食后稍坐或缓慢行走30分钟左右再平卧。

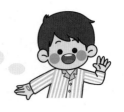

小石护士，我看到隔壁房间的老先生，什么都吃不下，每天还在那里吐，我要是也跟他一样那可该怎么办呀？

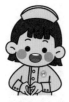

唐先生，使用化疗药后，呕吐可能难免。我们的建议是：呕吐后、进食前可刷牙或漱口，保持口腔清洁；食物尽量让唐太太根据您的口味新鲜烹制，少量多餐。我们会提供一份呕吐分级表，您可以对照了解自己的呕吐程度，如出现重度呕吐（1分种内有数次呕吐动作算一次呕吐，连续5分种内的1~5次干呕视为一次呕吐），为防止造成电解质紊乱，需要及时就医哦。

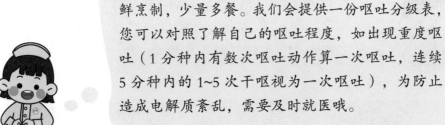

呕吐分级

0级：无呕吐
Ⅰ级：轻度呕吐（1~2次/天）
Ⅱ级：中度呕吐（3~5次/天）
Ⅲ级：重度呕吐（>5次/天）

一分钟内有数次呕吐动作
应算作一次呕吐

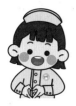

化疗会影响人的食欲，使一些食物有金属味或口味欠佳，一般化疗期间，饮水和吃肉时口味较差。所以唐先生，如果您不喜欢喝白开水，可以喝柠檬水；不喜欢吃肉时，可以进食一些鸡蛋、低脂奶、大豆、鱼类等其他蛋白。如果长期严重的食欲下降，需要及时就医哦！

食欲不下降，正常进食	0级
食欲稍下降，进半流质饮食	1级
食欲明显下降，只能进流质饮食	2级
食欲完全丧失，一点不能进食	3级

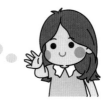

小石护士，刚才我和老唐在病房走廊走了走，回来就发现桌子上多了台心电监护仪，这个我们外科手术的时候用过了，难道化疗也要用吗？每次老唐听到它"嘀嘀嘀"的报警声，都特别紧张……

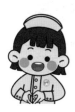

唐先生，是否使用心电监护是由治疗方案决定的。因为紫杉醇类药物对心脏有一定的不良反应，所以我们需要监护您的心率和心律变化，等治疗结束就可以停用啦。

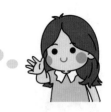

小石护士，刚刚我们听到隔壁病床的阿姨说，每个星期都要去医院抽血检查，这又是怎么回事呢？

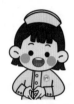

唐太太，隔壁病床阿姨说得没错。化疗后，骨髓抑制、肝肾功能损害是相对常见的不良反应，所以我们常规建议患者化疗后每周复查 1~2 次血常规，每月复查 1 次肝功能。

唐先生，这是骨髓抑制分级表，每次验完血常规，对照一下结果，你们就可以做到心中有数啦。

骨髓抑制分级表

	白细胞 （×10⁹/L）	粒细胞 （×10⁹/L）	血红细胞 （×10⁹/L）	血小板 （×10⁹/L）
0 级	> 4.0	> 2.0	> 110	> 100
1 级	3.0~3.9	1.5~1.9	95~109	75~99
2 级	2.0~2.9	1.0~1.4	80~94	50~74
3 级	1.0~1.9	0.5~0.9	65~79	25~49
4 级	< 1.0	< 0.5	< 65	< 25

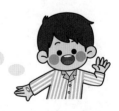

小石护士，您这么一说，我心里有底，就没那么紧张了。老伴儿，以后咱们就见招拆招吧。

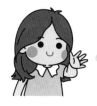

老唐，石护士讲了这么多，咱俩要一起记住，互相提醒。对了，老唐你不是还担心掉头发问题吗？赶紧一并问问。

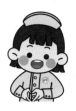

比起上面说到的这些不良反应，掉头发真的是最小的问题啦，等到病情稳定、不再化疗时，它自然而然会再长出来的。在脱发期间，买顶好看的帽子或假发，顺便还能换个发型，都是不错的选择。

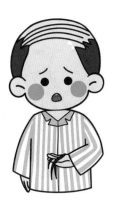
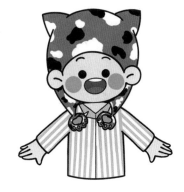

那真是太好了！
小石护士，顺便再问个问题——
我平常喜欢去公园跟其他老年人下象棋，化疗后，我还能去吗？

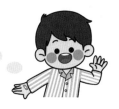

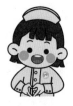

唐先生，关于日常运动是这样的——治疗结束后的前几天，您可能会有些乏力不适，我们建议先在家休息几天。等到您体力恢复，可以参与各项日常活动，包括散步、做家务、简单运动（如打太极、瑜伽、游泳）等，当然您说的去公园下棋，完全没问题，但是如果公园人太多，建议佩戴口罩，避免交叉感染。剧烈运动和重体力劳动还是要避免哦！

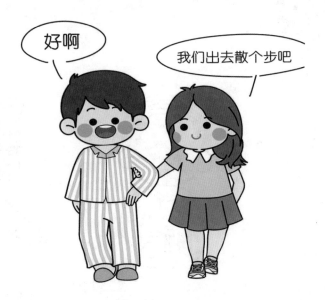

好啊

我们出去散个步吧

知识点小回顾

化疗作为食管癌治疗的主要方法之一，它确实会有胃肠道反应、骨髓抑制、肝肾功能损害、过敏反应等不良反应，碰到各种不良反应无须过度紧张，一定要在医护人员的指导下进行对症处理，但也不可随意忽视哦！